Thomas Kinkele

Räucherstoffe und Räucherrituale

Kraftvolle Rituale und duftende Botschaften

Das Handbuch für die Räucherpraxis

Haftungsausschluss

Die in diesem Buch vorgestellten Informationen sind sorgfältig recherchiert und wurden nach bestem Wissen und Gewissen weitergegeben. Dennoch übernehmen Autor und Verlag keinerlei Haftung für Schäden irgendeiner Art, die direkt aus der Anwendung oder Verwendung der Angaben in diesem Buch entstehen. Die Informationen in diesem Buch sind für Interessierte zur Weiterbildung gedacht.

Quellenverzeichnis:
Fotos der Räucherstoffe: Thomas Kinkele
„Räuchern", © by Primavera Life, fotografiert von Ulla Mayer-Raichle, Seite 7, 21
„Tanzende Gruppe", Illustration von Stefan Salis, Seite 41
„Einheit der Drei", Illustration von Soham Holger Gerull, Seite 43
„Amida Buddha", Illustration von Petra Krönner, Seite 47
„Healing Spirits", © by Jabrane M. Sebnat, gemalt von Elisabeth Brandi, Seite 59

4. Auflage 2005
© 2001 by Windpferd Verlagsgesellschaft mbH, Aitrang
Alle Rechte vorbehalten
Lektorat: Sylvia Luetjohann
Umschlaggestaltung: Kuhn Grafik, Digitales Design, Zürich,
unter Verwendung eines Fotos von: Ulla Mayer-Raichle, © Primavera Life
Gesamtherstellung: Schneelöwe, Aitrang
www.windpferd.de
ISBN 3-89385-372-3

Printed in Germany

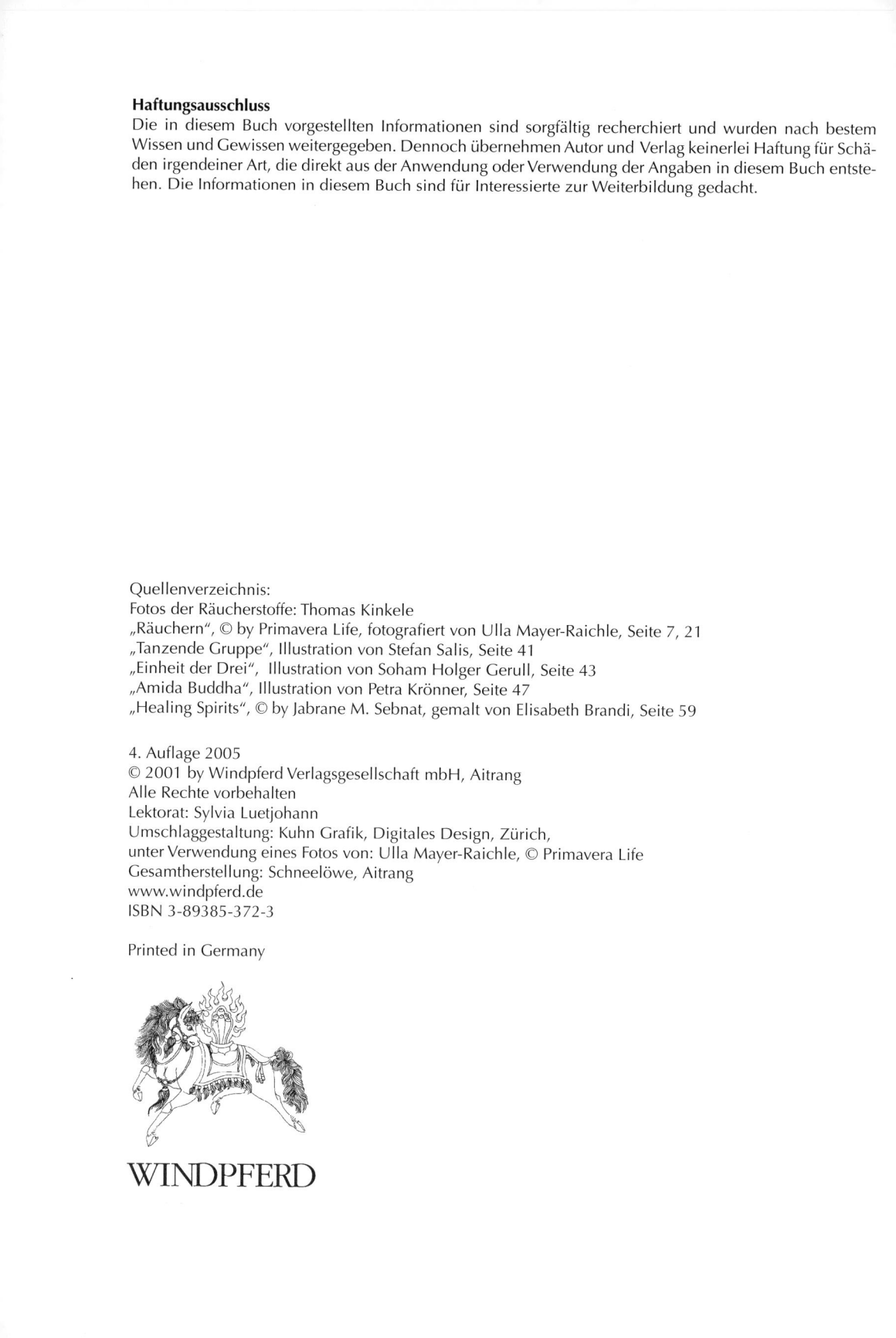

WINDPFERD

Inhaltsverzeichnis

Einführung in das Räuchern

Etwa zeitgleich mit der Jahrtausendwende hat sich das Interesse an einer Tradition neu belebt, die seit Menschengedenken die verschiedensten Kulturen unseres Planeten auf die eine oder andere Art begleitet hat. Das Verräuchern aromatischer pflanzlicher Substanzen zum Zwecke des körperlichen sowie geistig-seelischen Wohlbefindens, als Begleiter religiös-spiritueller oder auch magischer Zeremonien, zum Schutz gegen Krankheitskeime oder als sinnvolles Verfahren zur Konservierung von Lebensmitteln, hat es in jeder Gesellschaft dieser Erde irgendwelche Spuren hinterlassen. Diese Spuren haben immer etwas mit dem Erhalt des Lebens zu tun. Tief im Inneren *spürt* das jeder, der mit aromatischem Rauch in Kontakt kommt. Natürlich sind die Reaktionen äußerst vielfältig, weil dieses *Spüren* häufig mit elementaren Erfahrungen in Verbindung steht. Von archaischen Instinkten bis hin zu angenehmen oder unangenehmen Kindheitserfahrungen werden unterschiedlichste Bereiche unseres Innenlebens aktiviert und zeigen eine deutliche Resonanz.

Wer im Umfeld einer Fischräucherei seine Kindheit verbrachte, für den wird der Duft von Buchen- und Wacholderrauch wahrscheinlich stark mit inneren Bildern verwoben sein. Ob das angenehme oder unangenehme Assoziationen mit sich bringt, macht eine Aussage über die emotionale Qualität der Kindheitserfahrungen. Das kann recht unterschiedlich ausfallen, wird aber immer eine ganz authentische Botschaft sein.

Wir nehmen wahr, wie sich durch einen Dufteindruck etwas in uns manifestiert, was nach Raum verlangt. Der Rauch aromatischer Pflanzen mutet ein wenig an wie ein Schlüsseleffekt. Etwas, was im Keller eingeschlossen ist, möchte frei werden.

Es ist wirklich erstaunlich, dass so viele Menschen dem Räuchern plötzlich so aufgeschlossen gegenüberstehen. Es scheint, als sollten wir uns zurückbesinnen auf etwas Wesentliches, eine Qualität, die uns auf dem Weg durch die jüngere Vergangenheit irgendwie verloren gegangen ist. Wir wollen es wiederfinden bzw. zulassen.

Überall dort, wo sich die warm-würzigen, süß-aromatischen oder herb-holzigen Räucherdüfte entfalten, scheint die Zeit für einen Moment stehen geblieben zu sein. Menschen halten inne in ihren mechanischen Alltagsaktivitäten und verharren für einen kleinen Augenblick in der zeitlosen Gegenwart von sensorischer Wahrnehmung. Dieser Eindruck ist oftmals so intensiv, dass sich Überraschung einstellt. Beim Weitergehen fühlen sie sich dann manchmal ein wenig verwandelt, denn diese Erfahrung kann durchaus bewirken, sich auch selbst bewusster wahrzunehmen.

Dieses Phänomen können vor allem diejenigen gut beobachten, die sich mit diesem Medium in einen öffentlichen Bereich begeben, um damit zu arbeiten. Die zahlreichen Reaktionen der Mitmenschen sprechen für sich und werden das vorab Gesagte immer wieder bestätigen.

Wer sich lieber ins stille Kämmerlein zurückziehen möchte, um persönliche Erfahrungen zu machen, dem wird sich eine ganze Welt von Eindrücken eröffnen, die interessant und hilfreich sind. Eine detaillierte Erklärung und differenzierte Anleitung zu einer kreativen Vorgehensweise erhalten Sie in meinem Buch „Spirituelles Räuchern"*, falls das vorliegende Werk Sie inspirieren sollte und das Bedürfnis weckt, noch tiefer in die Erfahrung hineinzugehen.

---

* ebenfalls im Windpferd Verlag, Aitrang 2000, erschienen

Woher kommt das Räuchern?

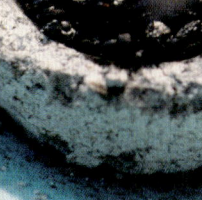

Die Verwendung aromatischer Pflanzenstoffe hat unterschiedlichste Formen und Gebräuche entstehen lassen. Ein Tag ohne Duft, so sagt man, galt für die alten Ägypter als ein verlorener Tag. Am Morgen räucherte man Olibanum, zu Mittag die Myrrhe und abends ein *Kyphi* genanntes, sorgfältig zubereitetes Räucherwerk. Kyphi, so sagt man, sei das Räucherwerk zur Entspannung gewesen und die lauen Abende einer altertümlichen ägyptischen Stadt seien von süßen, aromatisch-sinnlichen Duftschwaden erfüllt gewesen, die sich aus Tausenden von Heimstätten in unterschiedlichsten Nuancierungen zu einer Symphonie der Düfte verbanden. Kyphi, so berichtet der römische Geschichtsschreiber Plutarch (100 n. Chr.), wurde zur Nacht geräuchert. Es vermochte die Menschen in den Schlaf zu wiegen, Träume hervorzurufen und die Sorgen des Tages zu vertreiben. Ruhe und Frieden sollten dem geschenkt werden, der es einatmet – eine wunderbare Vorstellung. Auch wenn Sie eine gute heutige Kyphi-Komposition riechen, die sich nach der uns fragmentarisch erhaltenen Überlieferung aus mehr als zwölf aromatischen Komponenten zusammensetzt, haben Sie vielleicht die Möglichkeit, dieser Erfahrung selbst ein wenig nachzuspüren. Die süß-würzig-aromatischen Schwaden dieses Duftes machen dem Ausdruck „Nahrung der Götter" alle Ehre.

Die babylonische Kultur vor ca. 3.500 Jahren kannte bereits eine breite Palette von Duftstoffen. Zedernholz wird im Gilgamesch-Epos verherrlicht, Olibanum, Myrrhe, Galbanum, Kalmuswurzel, Myrte, Labdanum, Zypresse und Styrax wurden von den Philosophen der Antike wegen ihres Duftes gepriesen. Von Mesopotamien über Indien bis nach China und Japan zieht sich eine historische Räucherspur. In den religiösen Überlieferungen finden wir immer wieder den Gebrauch verschiedener Räuchersubstanzen, wie beispielsweise in der Bibel, wo das Hohelied des Alten Testaments auch die Kraft des Duftes in seiner Wirkung auf Liebe und Freude an sinnlicher Lust besingt. Die arabische Traumwelt aus Tausendundeiner Nacht sowie die indische Vielfalt an magischen Wundergeschichten und spirituellen Mysterien werden immer wieder mit Duftphänomenen verbunden, wobei mit aromatischen Rauchschwaden Herz und Geist in die Welt der inneren Wirklichkeit getragen werden.

Aus der japanischen Empfindung für das Detail wurde eine Räucherkultur von hoher Ästhetik geboren, die im spirituellen ebenso wie im profanen Leben eine besondere Rolle spielt. Respekt für das Leben und Freude am SEIN finden ihren Ausdruck in einer Tradition, wo kostbarste aromatische Hölzer wie Adlerholz *(Jinkoh)* und Sandelholz, in winzigen Portionen mit präzisionsgefertigten Utensilien verräuchert, die Sinne beglücken, die Phantasie anregen und damit zu der hohen Kunst des *Koh-do* führen. Das ist eine Duft-Zeremonie, die in der Gemeinschaft mit ausgesuchten Menschen stattfindet und Achtsamkeit sowie Inspiration stärken soll.

Die amerikanisch-indianische Räuchertradition sieht in den „Pflanzen der Kraft" wie Weißer Salbei, Präriebeifuß, Wacholder und

Zeder eine kosmische Präsenz, die den Menschen wieder in Kontakt mit der ganzen Natur und mit dem Großen Geist zu bringen vermag.

Es lässt sich also ein eindrucksvolles Panorama erkennen, das uns als westlich geprägten Kulturmenschen die Wiederentdeckung dieses faszinierendem Mediums nahe legt. Allerdings gibt es hier auch Schattenseiten.

So treffen wir nicht allzu selten auf starke Ablehnung von allem, was unter dem Sammelbegriff „Weihrauch" zusammengefasst wird. Die Reaktionen sind dann instinktiv und bisweilen sehr heftig und gehen bis zu spontaner Übelkeit und Aggression. In diesem Zusammenhang spielt fast immer die Kirche hinein.

Der katholisch-liturgische Gebrauch von reichlich Weihrauch (in der Regel sind es Rezepturen aus Olibanum, Myrrhe, Tolubalsam, Benzoe, Mastix, Labdanum und Drachenblut) hat hier meistens in der Kindheit ganze Arbeit geleistet. Es sind intensive Dufteindrücke, die übermäßig auf die kindliche Psyche eingewirkt haben. Die Bedrohung durch Sünde, Zwang und den strafenden Gott bei Übertretung der Gesetze hat den Räucherduft unterschwellig dermaßen mit Angstgefühlen und Enge verkettet, dass er im späteren Leben eine so heftige instinktive Abwehrreaktion auslösen kann. Das gilt für viele emotionale Reaktionsmuster, die durch einen Dufteindruck angesprochen werden können. Die Konditionierungen durch schmerzhafte Erfahrung werden in diesen Reaktionen offenbar. Der Duft steht für eine Bedrohung oder Belastung. Er repräsentiert Inhalte, die mit unangenehmen, schmerzverbundenen Erfahrungen korrespondieren. Die gute Nachricht ist, dass wir diese Muster auflösen können.

Es ist interessant, wie absolut das Urteil über eine bestimmte Wahrnehmung in aller Regel ausfällt. „Das riecht nicht gut", sagt der Mensch und meint, damit eine objektive Aussage gemacht zu haben, wobei es aber sehr auffällig ist, wenn der nächste bei dem gleichen Duft dann Laute der Begeisterung ausstößt und damit das erste Urteil ad absurdum zu führen scheint. Die uneingeschränkte Polarität von gut und schlecht ist übrigens auch das Territorium, in dem die exoterischen Religionen angesiedelt sind. Sie geben dem Menschen Richtlinien vor, was gut oder böse bzw. schlecht zu nennen ist. Wohlgerüche entsprechen dem Göttlichen und der Gestank dem Teuflischen. Das lässt die absolute Bewertung der persönlichen Empfindung in einem besonderen Licht erscheinen – vor allem dann, wenn es sich, wie im Falle von Weihrauch, in das Gegenteil verkehrt.

Wahrscheinlich tragen wir alle eine motivierende Ur-Erfahrung in unserem instinktiven Zentrum. Diese reicht entwicklungsgeschichtlich bis in die paläolithische Zeit zurück und wird besonders interessant von Christian Rätsch als persönliche rituelle Erfahrung in „Der Atem des Drachen"* beschrieben. Unsere Vorfahren suchten zu Ritualzwecken Höhlen auf und mit dem Feuer in der Mitte des Kreises wurde das Ritual ausgeführt. Während der Feuer-Zeremonie sprach man über Gottheiten und es wurden mythologische Geschichten erzählt, während die Zweige aromatischer Pflanzen im Feuer verbrannten und die Menschen mit ihrem Duft in Erfahrungen von Transzendenz hineintrugen. Diese Erfahrungen von der Einheit des Seins führten in tiefe Verbindung mit allem, was ist. Das ist wohl der Ursprung einer wahrhaftig *heiligen* Empfindung. Zustände zu erleben, die über das physische Dasein in Zeit und Raum hinausführten, hinterließ tiefe Eindrücke in der menschlichen Psyche. Die Erfahrungen verschmolzen mit dem Duft. So sind Traditionen der mythologischen Zuordnung von Gottheiten zu bestimmten Pflanzen entstanden und bis heute sind Feuer und Rauch tief im menschlichen Urinstinkt verwurzelt. Wir finden an dieser Stelle Zugang zu einer großen Wahrheit.

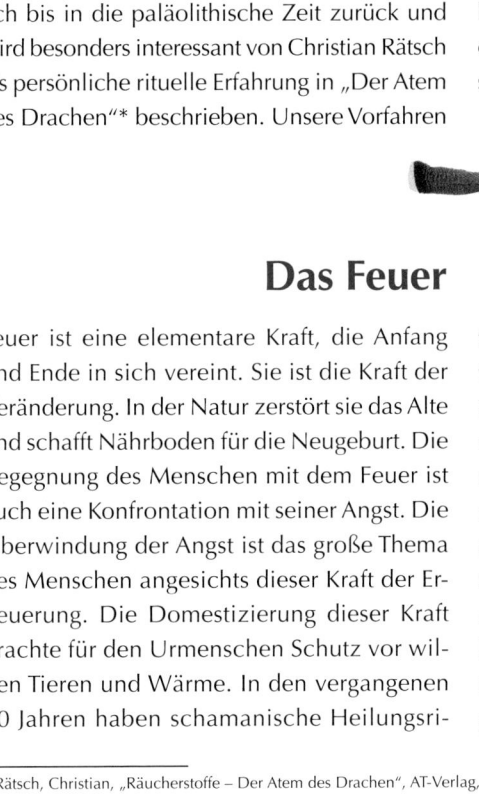

Das Feuer

Feuer ist eine elementare Kraft, die Anfang und Ende in sich vereint. Sie ist die Kraft der Veränderung. In der Natur zerstört sie das Alte und schafft Nährboden für die Neugeburt. Die Begegnung des Menschen mit dem Feuer ist auch eine Konfrontation mit seiner Angst. Die Überwindung der Angst ist das große Thema des Menschen angesichts dieser Kraft der Erneuerung. Die Domestizierung dieser Kraft brachte für den Urmenschen Schutz vor wilden Tieren und Wärme. In den vergangenen 20 Jahren haben schamanische Heilungsrituale wie der Feuerlauf und die Schwitzhüttenzeremonie eine gewisse Aktualität bei uns erlangt. Diese scheinen die Empfindung von archaischen Bezügen zu wecken und ein neues Lebensgefühl hervorzurufen. Auf einer tiefen Ebene zu sich selbst zu stehen und die Läuterung wahrzunehmen, die im Kontakt mit dem Feuerelement entsteht, wird wie eine Wiedergeburt empfunden. Mut und Tatkraft werden im Inneren des Menschen erzeugt, wenn er seinem *ureigenen* Feuer begegnet.

---

* Rätsch, Christian, „Räucherstoffe – Der Atem des Drachen", AT-Verlag, CH–Aarau 1996

Wenn Sie heute Gelegenheit haben, an einem offenen Feuer zu sitzen, können Sie da nicht die Magie spüren, die Faszination, die von diesem mächtigen Element ausgeht? Immer wieder fühlen wir uns doch von der verzehrenden Dynamik eines Feuers in den Bann gezogen, wenn es krachend und prasselnd alles verschlingt, was die gierigen Flammen an brennbarer Materie erreichen können. Diesem Element können wir auch im übertragenen Sinne wirklich alles Alte und Verbrauchte zumuten, von dem wir uns trennen wollen. Es ermöglicht uns immer einen neuen Anfang. Die großen traditionellen Feuerzeremonien, wie man sie in unseren Breitengraden kennt, finden zur Sonnenwende statt. Die großen Lichtzyklen weisen uns auf den Rhythmus der Natur hin, dem alles Leben auf unserer Erde unterworfen ist.

Wenn wir für das Feuer Verantwortung tragen, dann sind wir zu Achtsamkeit und Vorsicht verpflichtet. Immer wieder wird es uns an die Vergänglichkeit des irdischen Lebens erinnern und uns unserer Erfahrungsreise durch das Territorium der Wahrnehmung, wo wir auf wunderbare Weise in den Kreis des Lebens eingebunden sind, bewusst werden lassen. Freier Wille und Verantwortlichkeit sind dabei untrennbar miteinander verbunden. Die Lektion des Feuers ist sehr direkt. Seine sprichwörtliche Unberechenbarkeit hat schon so manche Katastrophe ausgelöst. Aber es steht immer für die Wahrheit der Vergänglichkeit des physischen Lebens und erinnert an den Moment der Transformation.

Respektvoller Umgang mit dem Element des Feuers muss als oberstes Prinzip gelten, um wirkliche Freundschaft mit ihm schließen zu können. Aber Freundschaft mit dem Feuer ist wiederum so segensreich, dass sich jede Mühe lohnt, um ihm den notwendigen Respekt zu zollen.

Die Feuerquelle für das Räuchern

Wenn wir Pflanzenstoffe verräuchern, dann brauchen wir das Feuer. Wir brauchen die Flamme oder die Glut für die Verwandlung des Pflanzenkörpers in duftenden Rauch. Ob wir das Feuer in Form von glühender Kohle oder einer Kerzenflamme einsetzen, hängt davon ab, welchen Zweck wir mit dem Räuchern verfolgen. Darüber erfahren Sie Genaueres, wenn es um Anwendung und Utensilien geht.

An dieser Stelle möchte ich den alchemistischen Aspekt näher beschreiben, der im Zusammenhang mit dem Räuchern eine wichtige Rolle spielt.

Nach allem, was wir über die Herkunft des Räucherns erfahren, ist der Duft eine feinstoffliche Kraft, die Einfluss auf alle Wahrnehmungszentren (Bauch/Instinkt/Körper, Herz/Gefühl/Seele und Kopf/Gedanke/Geist) nehmen kann. Das Feuer ist diejenige Energie, durch die der Vorgang der Verfeinerung ausgelöst wird. Der beim Verglimmen entstehende Duft wird als Seele der Pflanze gesehen, die in diesem Prozess freigesetzt wird.

Dabei steigt das Wasser aus der irdischen Substanz als sichtbare Rauchfahne nach oben und trägt diese Pflanzenseele als Dufteindruck mit sich. Das ist ein alchemistischer Verwandlungsprozess. Eine Verfeinerung findet statt, bei der die Essenz der Pflanze vom grobstofflichen Körper herausgetrennt und als ätherische Substanz unserer sinnlichen Erfahrung auf chemische Art zugänglich wird.

Die psychisch-seelischen Bereiche werden über den Geruchssinn berührt. Das kann sich als ein wahrer Segen herausstellen. Ein respektvoller Umgang mit diesem Prozess ist Voraussetzung für eine angenehme und wirkungsstarke Erfahrung.

Die Wirkung des Räucherns

Wenn die Duftmoleküle an den Nervenenden der Riechnerven (der einzige direkte Kontakt, den Neuronen mit der Außenwelt eingehen) andocken und vom Bulbus olfactorius als elektronische Nervenimpulse unmittelbar an das Limbische System weitergeleitet werden, dann erfolgt eine emotionale Reaktion, die wir in Form von Mögen oder Nicht-Mögen feststellen können. Manchmal sind wir auch nicht in der Lage, ein eindeutiges Urteil zu fällen. Wir schwanken in unserer Empfindung und entdecken einen langsam auftauchenden Reiz in einem Dufteindruck, den wir im ersten Moment eher abgelehnt haben. Es ist wie im wirklichen Leben.

Das limbische System ist die Zentrale unserer Gefühlswelt. Dort werden alle Informationen gespeichert, welche die emotionale Konditionierung im Laufe unseres Lebens angesammelt hat. Zwischen Lust und Schmerz, Freude und Angst, Wut und Furcht, Unsicherheit und Vertrauen scheinen dort Licht und Dunkelheit zu herrschen, die uns mit Annahme oder Abwehr reagieren lassen. Es sind reflexhafte Strukturen entstanden, die schneller reagieren als die mentalen Ordnungshüter im Großhirn. Das verschafft der Gefühlsreaktion einen gewissen Vorsprung vor den langsameren Vorstellungen, die wir uns von uns und der Welt um uns herum machen. Diesem Vorsprung haben wir dann die Authentizität der Geruchsresonanz zu verdanken.

Unsere Reaktion, einen bestimmten Duft zu mögen, ist als Ausdruck des Körpers zu verstehen, der einen Bedarf an dieser Qualität signalisiert. Das instinktive Zentrum reagiert am schnellsten. Der allererste wahrnehmbare Impuls kommt aus dieser Quelle. Wenn wir eine eindeutig positive Resonanz aus dem instinktiven Zentrum erhalten, dann können wir dem Duft Vertrauen schenken. Er wird uns unterstützen und Hilfestellung bei der Regulierung unausgewogener Zustände leisten. Wir sind also offen für die hilfreiche Zuwendung der Pflanzenseele. Unsere Reaktion, einen Duft nicht zu mögen oder abzulehnen, bedeutet dementsprechend das Gegenteil. Wir halten also fest, dass die individuelle Reaktion auf einen Räucherduft Ausdruck einer inneren Disposition sein muss, einer Bereitschaft, die Duftcharakteristik für sich zulassen zu können oder nicht. Was hier den Unterschied macht, ist zutiefst mit dem Wesen der Aromapflanze verbunden, für das wir offen sind oder eben nicht.

Offen dafür zu sein, den Eindruck also zulassen zu können, zeigt die Bereitschaft, den regulativen Impuls der Pflanze annehmen zu können. Wir öffnen uns der Kraft der Pflanze, heißen sie willkommen und lassen sie in unserem Inneren im besten Sinne wirken.

Suchen Sie sich die Stoffe aus, die Sie aus ganzem Herzen gerne riechen mögen. Dabei können Sie nie etwas falsch machen. Sind Sie der Dufterfahrung erst einmal auf der Spur, dann wird es Sie bald auch zu den Stoffen hinziehen, die ein gewisses Mysterium für Sie darstellen, weil Ihnen der Zugang irgendwie verwehrt scheint. Sie müssen erst den Schlüssel finden. Das steht in unmittelbarem Zusammenhang mit der Suche nach sich selbst.

Alles, was dem Ausgleich von Spannungen dient, kann als förderlich für den Lebensprozess eingestuft werden und bringt uns der Liebe näher. Interessanterweise bewirkt ein regelmäßiger Gebrauch der als angenehm empfundenen Räuchersubstanzen genau das, weil der regulative Impuls unser System aus Körper/Geist/Seele harmonisiert und stabilisiert. Diese Wirkung von Räucherungen kann sehr deutlich gespürt werden. Wir werden zunehmend zur Öffnung fähig sein. Die Energie beginnt freier zu fließen und Kraft wird erzeugt.

Damit steigt in der Regel auch die Akzeptanz für Räucherstoffe, die zunächst als unangenehm empfunden wurden. Man kommt zunehmend mit sich selbst in Einklang.

Was wir genau erleben, wenn wir uns den Räucherdüften aussetzen, ist also ganz verschieden und hängt einerseits von unserer Befindlichkeit, aber andererseits auch von der Absicht ab, weshalb wir überhaupt räuchern. Was ich herausfinden möchte, welches Problem ich lösen will oder auch welchen Anlass ich feiern möchte, übt einen starken Einfluss auf die Wirksamkeit des Räucherwerks aus. Räuchern schafft immer eine Verbindung zu den feinstofflichen Ebenen und trägt somit das Anliegen in höhere Dimensionen, aus denen Unterstützung und Erfüllung zu kommen scheint. Gebete und gute Wünsche werden durch den Rauch in jenseitige Bereiche transportiert und lösen das aus, was in der wahren Absicht desjenigen, der räuchert, entspricht. Man betritt damit den metaphysischen Raum des Schöpferischen, wo alle Erscheinungen ihren Ursprung haben.

Räuchermethoden
und Utensilien

Um das Räuchern als angenehmes und problemloses Medium im täglichen Leben einsetzen zu können, bedarf es sinnvoller und praktischer Gerätschaften und Hilfsmittel. Im Verlaufe der Jahrtausende haben sich verschiedene Methoden und Verfahrensweisen entwickelt und erhalten, wie die aromatischen Pflanzenstoffe zubereitet und verräuchert werden können. Die traditionellen Formen des Räucherns ähneln sich jedoch auf der ganzen Welt. Die Methoden und Gegenstände variieren zumeist nur entsprechend der ästhetischen Empfindung der verschiedenen Kulturen. Wir finden heute also weltweit gewisse Standardformen, wie geräuchert wird.

Formen des Räucherns

Räucherstäbchen

Räucherstäbchen sind weit verbreitet und insbesondere in der heutigen Zeit sehr gefragt. Sie stellen eine sehr praktische Form dar, duftenden Rauch zu erzeugen. Das Stäbchen wird an einem Ende entzündet, die Flamme nach wenigen Sekunden ausgepustet, wenn sie nicht von alleine erlischt, wonach dann das Stäbchen langsam verglimmt und mit einem feinen Rauchfaden den aromatischen Duft freisetzt. Man geht davon aus, dass diese Form des Räucherns von buddhistischen Mönchen in Indien entwickelt wurde. Wir finden zwei typische Formen von Räucherstäbchen:

1. *mit Stützholz:* Dabei handelt es sich um einen Bambusspan, der zu zwei Dritteln mit einer feuchten Paste ummantelt wird, deren Grundlage im Idealfall aus hochwertigen aromatischen Hölzern wie Rotem Sandelholz und Zedernholz besteht. Das Holzmehl

wird mit Traganthschleim oder flüssigem Gummi arabicum als Bindemittel versetzt. Die aromatischen Stoffe werden dann teilweise im festen Zustand, oft aber auch als ätherisches Öl dazugegeben. Wenn die Paste getrocknet ist, sind die Räucherstäbchen fertig. Es ist arabische, indische und chinesische Praxis in der Räucherwerkproduktion der heutigen Zeit, Parfüm-Kreationen für phantasievolle Duftnoten einzusetzen, deren Rezepturen streng geheim gehalten werden. Dabei wird in der Regel zwischen synthetischen und natürlichen Komponenten keine qualitative Grenze gezogen. Man findet am Markt sehr viele solcher Räucherstäbchen von stark synthetisch parfümierter Qualität, insbesondere aus Indien (Agarbatti) und China (Joss-sticks). Letztlich kann man nur seiner Nase vertrauen, wenn es um Qualität geht, weil es sehr schwierig ist, authentische Inhaltsangaben ohne chemophysikalische Analyse zu erhalten.

Dünne Stäbchen mit feinerer Ummantelung gelten in Indien als hochwertigere Qualität. Um sie gut abbrennen zu können, werden unterschiedlichste Halter angeboten.

Bei buddhistischen Festlichkeiten und Zeremonien hauptsächlich in fernöstlichen Ländern (Hongkong, Thailand, Malaysia) werden auch sehr große Räucherstäbe von bis zu 2 m Länge im Freien abgebrannt.

2. *ohne Stützholz:* Hier wird die vorbereitete aromatische Paste – in einem Verfahren ähnlich der Herstellung von Nudeln – als Schlange ausgepresst, die nach der Trocknung als Stäb-

chen eigene Stabilität erlangt. Diese Stäbchen haben den Vorteil, dass bei der Verbrennung keine störenden Nuancen von verbranntem Bambusholz enthalten sind.

Eine besonders reine und naturbelassene Qualität solcher Räucherstäbchen findet man in der tibetischen Tradition. Die originalen **„Healing Incense"** Räucherstäbchen werden nach ursprünglicher Rezeptur als traditionelle Tibetische Medizin namens Agar 31 aus 31 pflanzlichen Stoffen heute in Nepal hergestellt. Sie sind im buddhistischen medizinischen Tantra durch die Jahrhunderte überliefert. Diese Räucherstäbchen sind etwas grober in ihrer Machart (Ø bis 5 mm), gelten aber als hochgradig heilsam und frei von allen Nebenwirkungen. Ihr Duft ist kraftvoll holzig-würzig, ohne viel Rauch zu entwickeln. Hier sollte man wirklich versuchen, die Originalqualität zu bekommen, da natürlich unter dieser Bezeichnung auch viel minderwertige Qualität angeboten wird. Es ist jedoch auf den Packungen deklariert, wenn die Qualität unter der Aufsicht eines tibetischen Mediziners produziert wurde.

Die Wirksamkeit, die Agar 31 nachgesagt wird, erstreckt sich auf Höhenangst, Kopfschmerz, Übelkeit durch Sauerstoffmangel, was natürlich in Höhenlagen ab 2.000 m, aus der diese Tradition stammt, keine Seltenheit ist. Es soll aber ebenso bei geistiger Überlastung, Stress, Schlaflosigkeit, Rücken- und Brustschmerzen, trockenen Lippen, Muskelsteife und Schmerzen mit psychosomatischer Ursache sehr hilfreich sein.

Die entspannende und meditationsfördernde Wirkung dieser Räucherstäbchen wird von Kennern sehr geschätzt. Man kann sie nicht nur räuchern, sondern es wird auch empfohlen, sie bei neuralgischen Beschwerden fein zu zermahlen und mit etwas Pflanzenöl als Massagemittel einzusetzen. Man kann damit eine äußerst wärmende und lindernde Wirkung erzielen.

Auch unter der Bezeichnung **„Zimpo"** (Zhempus) oder **„Potala"** werden handgemachte tibetische Räucherstäbchen ange-

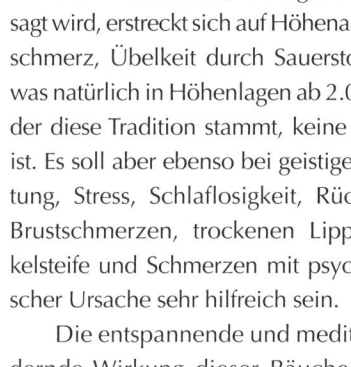

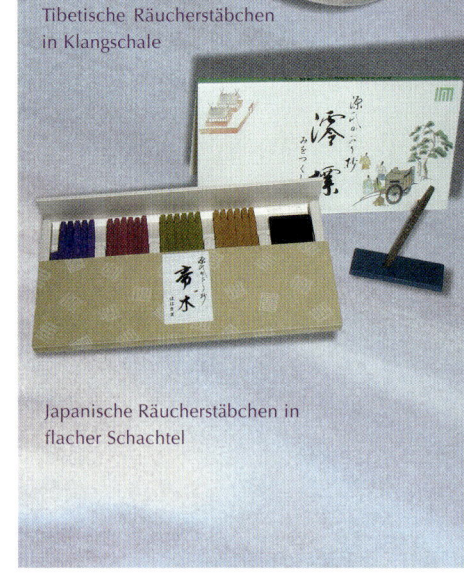

Tibetische Räucherstäbchen
in Klangschale

Japanische Räucherstäbchen in
flacher Schachtel

boten, die aus 25 aromatischen Pflanzenstoffen aus der Himalayaregion hergestellt werden. Rotes und Weißes Sandelholz, Rhododendron, Safran, Beifuß, Galgant, Nardenwurzel, Zedernholz und Kostuswurzel gehören unter anderem zu den traditionell verarbeiteten Pflanzenteilen. Diese Stäbchen werden mit der Absicht geräuchert, einen offenen geistigen Zustand hervorzurufen, die Luft zu reinigen, negative Einflüsse abzuwehren und eine liebevolle und lebensförderliche Atmosphäre zu schaffen.

Zum Abbrennen dieser Stäbchen eignet sich besonders gut eine Schale, die mit Sand gefüllt wird. Wenn sich genügend Duft entfaltet hat, dann können die Stäbchen einfach umgekehrt in den Sand gesteckt und zu einem späteren Zeitpunkt wieder angezündet werden.

Die alte japanische Räuchertradition hat eine meisterhafte Qualität an Räucherstäbchen ohne Stützholz anzubieten, die sich auch in der westlichen Welt zunehmender Beliebtheit erfreut. Dabei handelt es sich um sehr feine Stäbchen, die auf eine subtile und raffinierte Form der Räucherkultur hinweisen. Zeitgleich mit der Einführung des Buddhismus hat Japan im 6. Jahrhundert den Gebrauch von edlem Räucherwerk aus China übernommen und bald schon fanden die aromatischen Düfte ihren Weg aus den religiösen Zusammenhängen auch in die Welt der sensiblen Genüsse und Künste. Den Geist zu schulen, um die Schönheit der Dinge wahrnehmen zu können, galt schon immer als ethische Grundlage der hohen japanischen Lebenskultur, wie sie in Adelskreisen gepflegt wurde. Dem *Duft zu lauschen* ist eine aktive Form, zu Inspiration und Feinsinn zu gelangen. *Koh-do,* der *Weg des Räucherns,* entstand vor diesem Hintergrund und brachte dementsprechend auch besonders ästhetische Variationen an Räucherstäbchen hervor.

Bei diesen exquisiten Räucherstäbchen werden in der Regel kleine Halter zum Abbrennen mitgeliefert. Auch das Preisniveau dieser Produkte liegt ganz am oberen Ende des Marktes, wenn besonders edle Hölzer wie Adlerholz (Jinkoh) und Weißes Sandelholz als Grundstoff fein zermahlen eingesetzt werden. Mit weiteren ausgesuchten und gemahlenen Aromastoffen wie Nelken, Anis, Zimt, Abelmoschuskörnern und Weihrauch vermischt und unter Zugabe von hei-

ßem Wasser sowie der klebrigen Rinde des Tabuko-Baumes wird der Teig hergestellt, aus dem dann die Stäbchen gepresst werden.

Exklusive Hersteller verzichten bei der Produktion auf die Verwendung synthetischer Duftstoffe oder Bindemittel, die aber bei günstigeren Angeboten nicht auszuschließen sind. Auch bei den Japanern ist die genaue Zusammensetzung der Räucherwerk-Kreationen immer ein wohl gehütetes Geheimnis.

Räucherspiralen

Ein weiteres Produkt, das nach dem gleichen Verfahren wie die stützholzfreien Stäbchen hergestellt wird, ist die Räucherspirale. Sie hat den Vorteil einer sehr langen Brenndauer und wird gerne dort eingesetzt, wo über einen langen Zeitraum hinweg geräuchert oder besonders große Räume wie Tempelhallen von Duft erfüllt werden sollen. In Indien werden sehr große Spiralen mit bis zu 40 cm Durchmesser und einer Brenndauer bis zu 24 Stunden speziell dafür hergestellt, um Insekten zu vertreiben. Meistens wird das Süßgras Citronella (Cymbopogon nardus) als Aromastoff darin verarbeitet. Diese großen Spiralen haben bereits feine Schnüre zum Aufhängen, die so genial angebracht sind, dass immer nur die Asche abfällt und die Halterung bis zum Schluss trägt. Für die kleinen Spiralen gibt es spezielle Ständer zum Abbrennen.

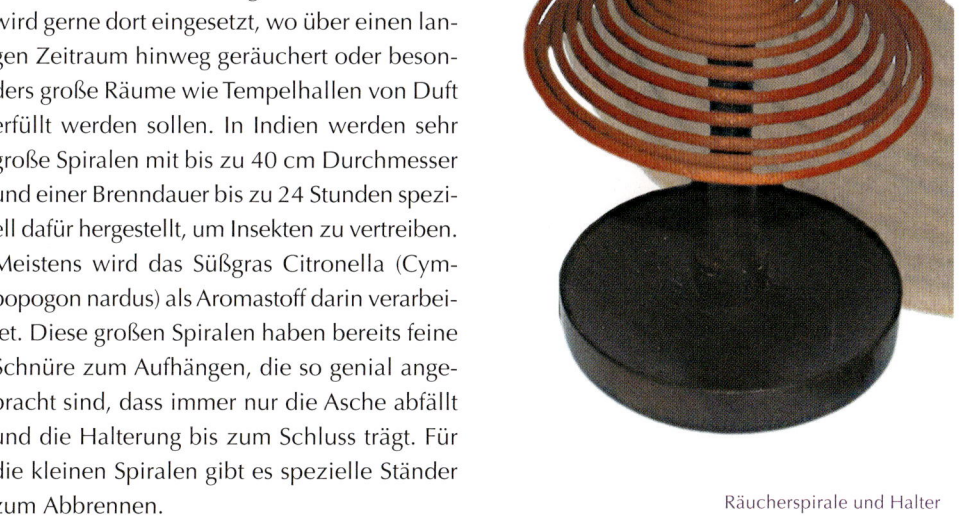

Räucherspirale und Halter

Räucherkegel und andere Formen

Eine der weltweit meistverbreiteten Formen ist der Kegel zum Räuchern. Er wird einfach an der Spitze entzündet und verglimmt dann von selbst über einen Zeitraum von etwa 20 Minuten. Neben Indien, Indonesien, China und Japan werden auch in unseren Breitengraden Räucherkegel hergestellt. Aus dem Riesengebirge in Sachsen kennt man die so genannten „Räuchermännchen" und andere Objekte aus Keramik, in die solche Kegel hineingesetzt werden, um dann ihren Duft insbesondere zur Weihnachtszeit zu verbreiten. Das ist eine alte Tradition in dieser Region, die im Zuge des wachsenden Interesses an Duftthemen nun auch verstärkte Nachfrage in anderen europäischen Ländern findet.

Die Kegel sind ganz einfach abzubrennen. Da sie keine sehr starke Hitze entwickeln, können wir sie durchaus auch auf einem kleinen Keramikteller verräuchern. So ist dies auch eine praktische Möglichkeit des Räucherns, wenn man auf Reisen ist und das Übernachtungszimmer mit einem vertrauten Duft füllen möchte.

Noch kultivierter wird es dann, wenn mit entsprechenden Werkzeugen exquisite Formen aus der ausgewalzten Masse gestanzt werden. Es wird nicht überraschen, dass insbesondere in der japanischen Kultur die feinen ästhetischen Details wieder besonders geschätzt werden.

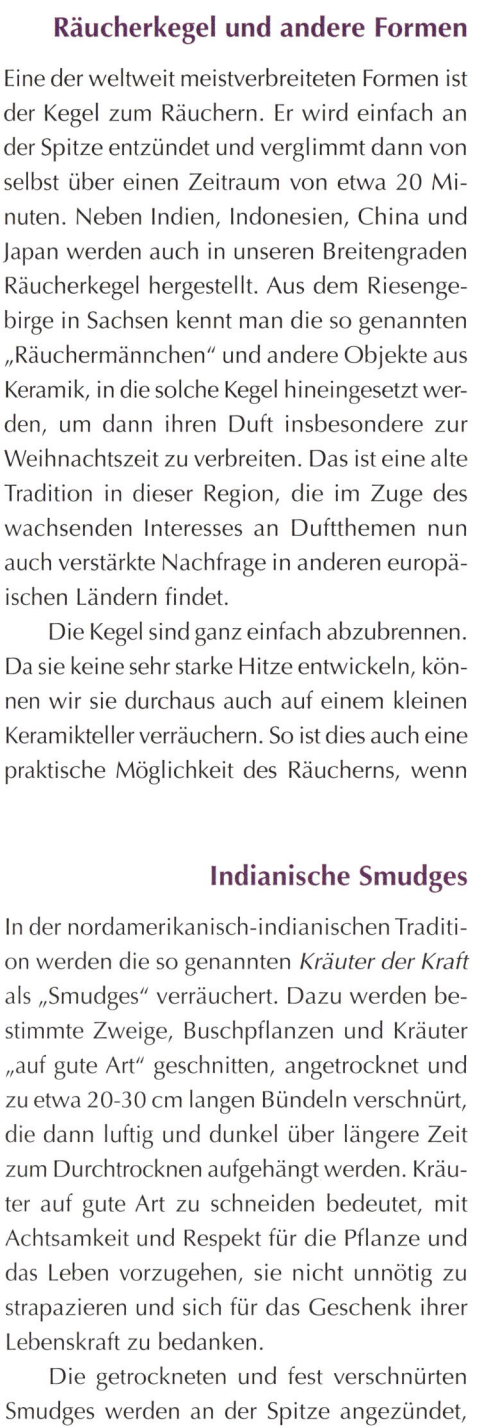

Ein Räucherkegel wird entzündet.

Indianische Smudges

In der nordamerikanisch-indianischen Tradition werden die so genannten *Kräuter der Kraft* als „Smudges" verräuchert. Dazu werden bestimmte Zweige, Buschpflanzen und Kräuter „auf gute Art" geschnitten, angetrocknet und zu etwa 20-30 cm langen Bündeln verschnürt, die dann luftig und dunkel über längere Zeit zum Durchtrocknen aufgehängt werden. Kräuter auf gute Art zu schneiden bedeutet, mit Achtsamkeit und Respekt für die Pflanze und das Leben vorzugehen, sie nicht unnötig zu strapazieren und sich für das Geschenk ihrer Lebenskraft zu bedanken.

Die getrockneten und fest verschnürten Smudges werden an der Spitze angezündet, bis sie richtig brennen, und dann durch die Luft gewedelt, sodass sie kräftig glimmen und dabei ihren kräftig-krautigen Duft entfalten. Tipis, Ritualplätze, Gebrauchsgegenstände und natürlich der Körper werden mit aromatischem Rauch eingehüllt und von allen negativen Einflüssen gereinigt.

Zedernspitzen (Western Cedar tips),

Wacholderzweigspitzen (Juniperus tips)

Präriebeifuß (Desert Sage)

Weißer Salbei (White Sage)

Das sind die klassischen Kräuter der Kraft, die auf die oben beschriebene Weise verräuchert werden.

Das Süßgras (Sweetgrass) wird zu einem Zopf geflochten, dessen Ende dann angezündet wird.

Eine Besonderheit der indianischen Räucheraccessoires ist eine perlmuttglänzende Süßwassermuschel von 12 bis 18 cm Länge, die als Abalonemuschel bezeichnet wird. Sie eignet sich sehr gut dafür, um die Kräuter zu verglimmen oder die glimmenden Bündel abzulegen. Da sie unter dem Rand wie eine Perlenkette von natürlichen Löchern durchzogen ist, bietet sie gute Luftzufuhr für die Glut.

Es ist durchaus empfehlenswert, aus heimischen Aromapflanzen wie Wacholderzweigspitzen, Salbei, Lavendel, Zedernspitzen, Thymian, Bohnenkraut, Zitronenmelisse, Rosmarin usw. gemischte Räucherbündel herzustellen und zu trocknen. Oft fällt einem genau das in die Hände, was man braucht. Eine schamanisch-ganzheitliche Medizin geht davon aus, dass sich genau das Kraut im Garten eines Menschen ansiedelt, was er benötigt, um seinen aus dem Gleichgewicht geratenen Organismus wieder in die natürliche Ordnung zu bringen[*]. Wenn man den aromatischen Rauch der selbstgemachten Räucherbündel auf sich wirken lässt, kann dies zur eigenen Kraft zurückführen.

Räuchermasse in Blattform

_____

[*] Mellie Uyldert, „Verborgene Kräfte der Pflanzen", Irisiana München 1984

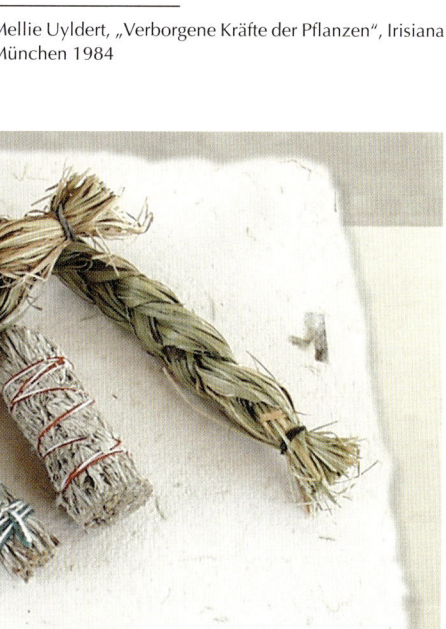

Smudges und Süßgraszopf

Reine aromatische
Pflanzenstoffe räuchern

Das 4. Kapitel dieses Buches stellt eine Vielzahl von Aromapflanzen vor, die zum Zwecke des Räucherns Verwendung finden. „Wie oben so unten" lautet die hermetische Formel zur Erklärung unserer Welt der Erscheinungen. Ebenso wie Rauchzeichen bei den Indianern Botschaften über größere Distanzen hinweg befördert haben, kann aromatischer Rauch auch Zeichen und Bilder zwischen den Innenwelten übermitteln. Die schamanische Tradition der Indianer wusste auch um diese Wahrheit und die rituelle Pfeife wurde in diesem Sinne eingesetzt, um einen guten Kontakt herzustellen und die Übermittlung von Information zu besiegeln. Sie hatten dafür ihre ganz speziellen „Kinnak"-Mischungen von Kräutern, die diesen Prozess unterstützen.

Es hat einen besonderen Reiz, naturreine Einzelstoffe zu verräuchern, denn wir können dadurch zu einer individuellen Pflanzenpersönlichkeit in Kontakt treten und schauen, wie unsere spezifische Reaktion auf deren Duftcharakteristik aussieht. Jede Aromapflanze bringt ihre Persönlichkeit als wesenhafte Botschaft in ihren ätherischen Ölen zum Ausdruck. Der Duft beim Verräuchern der Pflanzensubstanz wird hauptsächlich durch die ätherischen Öle erzeugt. Sie sind das Kommunikationsmittel der Pflanzenwelt. Die Duftstoffe lösen bei uns eine emotionale Reaktion aus. Was wir gerne mögen, steht in einer besonderen Beziehung zu uns und hat eine unterstützende Wirkung. Damit haben wir das wichtigste Werkzeug zur Hand, um herauszufinden, welchen Räucherstoff wir verwenden sollten: unseren Geruchssinn. Wenn wir also mit unserem individuellen Eindruck experimentieren, dann entwickeln wir unsere ganz persönliche Erfahrung. Ausgehend von dieser Erfahrung ergibt sich dann wiederum die Möglichkeit, mit der Dynamik sich ergänzender Kombinationen zu spielen. Auf diese Art und Weise schaffen wir uns die wirkliche Kenntnis, die das Räuchern so wertvoll macht: die Kenntnis unserer selbst. Wir brauchen dafür nur in geringem Umfang von außen geschult zu werden. Der wichtigste Schritt besteht darin, zu der eigenen Erfahrung zu stehen und nachzufühlen, was in uns ausgelöst wird. Geschult werden müssen wir im Umgang mit den Räucherstoffen und in der Wahl der Methode.

Um die Stoffe auf praktische Weise verräuchern zu können, gibt es zwei Grundformen, die nachfolgend mit ihren Vor- und Nachteilen beschrieben werden.

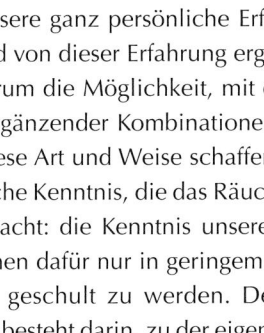

Räucherzange mit Räucherkohle

Räuchern auf glühender Holzkohle

Kleine glühende Holzkohlenstücke in einem Feuertiegel sind das klassische Medium, um die Räucherstoffe verglimmen zu lassen, wofür diese auf die Glut gestreut werden.

Da es nicht ganz einfach ist, Holzkohlestücke zu entzünden und nur relativ wenige Menschen einen offenen Kamin besitzen, wurden die so genannten Schnellzünder-Kohletabletten entwickelt. Die Standardgrößen liegen bei einem Durchmesser von 3 bzw. 4 cm und weisen eine dellenförmige Vertiefung in der Mitte auf. In diese Vertiefung werden die Räucherstoffe gelegt, sobald die Kohle durchgeglüht ist.

Man nimmt die Tablette am besten mit einer Metallzange auf und hält sie über eine Kerzenflamme. Der Schnellzündereffekt wird dadurch erreicht, dass der gepresste Kohlenstaub mit Kaliumnitrat versetzt wurde. Die Räucherkohle entzündet sich dadurch schnell und glüht von alleine durch, sofern die Luft-

zufuhr sichergestellt ist. Der Prozess kann durch Pusten beschleunigt werden. Nach etwa 3 – 5 Minuten ist sie vorbereitet und erscheint weißlich auf der Oberfläche bei Licht bzw. rotglühend in der Dunkelheit.

Diese Kohle hat jedoch den Nachteil, dass sich beim Entzünden ein gewisser Eigengeruch (ähnlich wie bei Wunderkerzen) entwickelt, der von manchen Menschen als störend empfunden wird. In ein Räuchergefäß gesetzt, können nunmehr im Verlauf von ca. 40 Minuten Stoffe auf der glühenden Tablette verräuchert werden, bevor sie ihre Kraft verliert und erlischt. Die Tabletten sind in der Regel zu zehn Stück in einer luftdicht und feuchtigkeitsfest verschweißten Rolle verpackt. Da die Kohle hygroskopisch ist (d. h. Luftfeuchtigkeit zieht), muss sichergestellt werden, dass die einmal geöffnete Rolle immer wieder sorgfältig und trocken verpackt wird, damit sie auch weiterhin gut zündet.

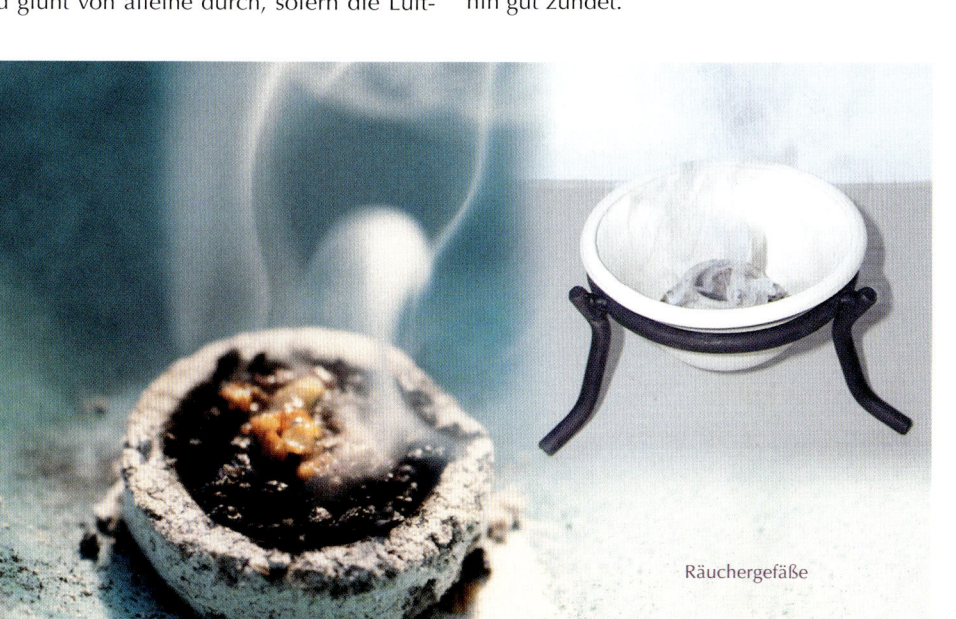

Räuchergefäße

Das Räuchergefäß

Es gibt gewisse Voraussetzungen, die ein funktional zum Räuchern geeignetes Gefäß mitbringen muss. Zunächst einmal sollte sichergestellt sein, dass die nicht unerhebliche Hitzeentwicklung der glühenden Kohle nach unten hin abgeschirmt wird und nicht die Oberfläche des Tisches in Mitleidenschaft zieht. Gleichzeitig ist eine gute Sauerstoffzufuhr für das gleichmäßige und komplette Verglühen unerlässlich.

Antike Räuchertöpfe weisen deshalb oft einen perforierten Rand auf, der die Umgebung schützt und dennoch den Luftfluss zulässt.

Ein Gefäß wie das oben abgebildete wird zu zwei Drittel mit Sand gefüllt. Es empfiehlt sich, die Oberfläche des Sandes zu *furchen* (z. B. mit einer Kuchengabel) und die Kohle dann so aufzulegen, dass die Luftzufuhr für die Glut auch von unten gegeben ist. Das gewährleistet ein komplettes Durchglühen der Kohle.

Ein moderneres Objekt ist das Gefäß mit der Lochblecheinlage. Hier ist die Durchlüftung der glühenden Kohle optimal gelöst und die Hitze durch ein Luftpolster nach unten abgeschirmt. Der ausgestellte Rand lässt auch noch zu, das Gefäß zwischen Daumen und Zeigefinger zu transportieren, ohne sich dabei zu verbrennen.

Gerade bei Gartenfesten ist es eine wunderbare Überraschung, wenn ein größerer Feuertiegel mit glühenden Holzkohlestücken vom Grill bestückt wird und aromatische Hölzer, Kräuter und Harze verräuchert mit ihrem wunderbaren Duft die ganze Atmosphäre verzaubern. Ganz davon abgesehen ist das auch eine Möglichkeit, unliebsamen Quälgeistern aus dem Insektenreich das Terrain streitig zu machen.

Räuchergefäß aus Ton mit Sand

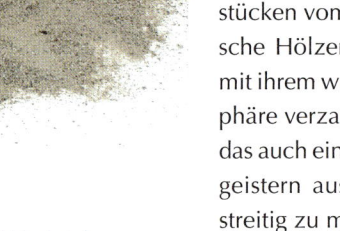

Moderne Räucherschalen mit Lochblecheinlage

22

Räuchern auf dem Edelstahlsieb

Das wachsende Bedürfnis nach einer etwas *saubereren* Art des Räucherns ließ in jüngster Zeit ein Verfahren stärker in den Vordergrund treten, das nach dem aromatherapeutischen Prinzip der wohl bekannten Duftlampe funktioniert.

Hierbei wird das aromatische Pflanzenmaterial auf einem sehr fein gerasterten Edelstahlsieb etwa 3 cm über der Flammenspitze eines konventionellen Teelichts verräuchert. Dies ist ein Prozess, bei dem die Hitze durch Abstand variiert werden kann und auch die Rauchentwicklung geringer ist, obgleich der Dufteindruck sehr intensiv und authentisch ausstrahlt. Auf diesem feinmaschigen Sieb können durchaus auch Harze verräuchert werden – vorausgesetzt, das Prinzip „weniger ist mehr" findet ausreichend Beachtung.

Olibanum, Myrrhe, Guggul, Benzoe, Mastix, Sandarak lassen sich auf diese Weise recht unproblematisch verräuchern. Harze und Resinoide, die sehr dünnflüssig werden (Fichte, Elemi), sollten möglichst zusammen mit Hölzern oder Kräutern aufgelegt werden, die dann das Harz teilweise aufsaugen und so eine homogene Duftverbindung eingehen. Wenn tatsächlich extrem dünnflüssige Räucherstoffe zur Anwendung auf dem Sieb kommen sollen, gibt es noch die letzte Möglichkeit, ein Stück Alufolie unterzulegen.

Die Methode des Räucherns mit dem Sieb eignet sich hervorragend für Duftexperimente aller Art. Der ENNEAROM **„Räucherzyklus"** beispielsweise, bei dem neun Stoffe nacheinander aufgelegt werden, ist **nur** unter Verwendung des Räuchersiebes möglich. Der neu aufgelegte Stoff ist dabei immer für ca. 3 Minuten ganz präsent im Vordergrund und kann spezifisch für sich allein wahrgenommen werden, bevor er in den *tragenden Hintergrund* übergeht und sich in die Runde der bereits wirkenden Stoffe integriert. Dieser langsame Übergang und der sich aufbauende Hintergrund einer Komposition, die dann ihren Duft über einen langen Zeitraum gleichmäßig abgibt, ist eine faszinierende Erfahrung.

Das Sieb macht damit das Räuchern auch als „Gesellschaftsspiel" möglich, in dem jede(r) TeilnehmerIn seinen/ihren individuellen Eindruck der jeweiligen Duftkomponente auf ganz persönliche Weise ausdrückt. Dabei werden die unterschiedlichen Charaktere deutlich, die Anwesenden zeigen etwas von sich selbst und die Komposition wird dann den gemeinsamen Prozess als aromatische Wolke konstruktiv und wie ein Schutzschild begleiten.

Natürlich ist es wichtig, das Sieb reinigen zu können, um bei erneuter Benutzung wieder einen vollkommen neutralen Ausgangspunkt zu haben. Zunächst drückt man auf die Unterseite des erkalteten Siebes und alle groben Rückstände springen sofort ab. Harzreste werden direkt über der Flamme abgebrannt. Dann muss das Sieb abgebürstet werden. Für diesen Zweck ist es unbedingt nötig, eine gute Metallbürste zur Hand zu haben, wie sie etwa zum Aufrauen von Wildlederschuhen benutzt wird. Im Handel sind geeignete Bürsten speziell für diesen Zweck erhältlich.

Da ein brauchbares Sieb aus Edelstahl bestehen muss, ist es rostfrei und kann mit Seifenlauge immer wieder blitzblank und von allem Ruß gereinigt werden.

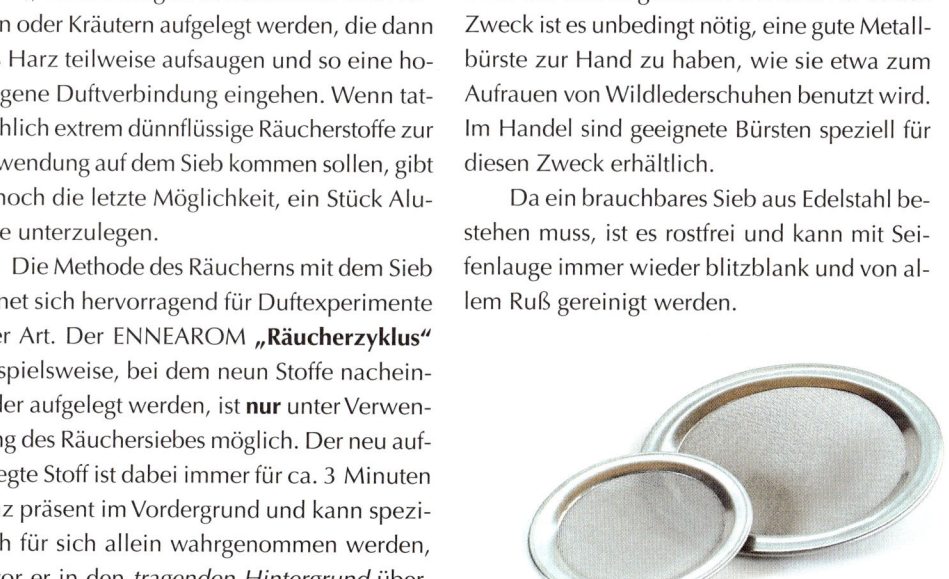

Das Räucherstövchen

Ein sinnvolles und dekoratives Objekt nach dem Prinzip der Aromalampe kann entstehen, wenn für die Benutzung des Räuchersiebes die optimalen Voraussetzungen gegeben sind.

Die Halterung für das Sieb muss so angebracht sein, dass seine Mulde ca. 3 – 4 cm über der Flammenspitze ruht.

Das Teelicht sollte geschützt in einem Behälter aus feuerfestem Material (Keramik, Metall, Glas) liegen, der genügend Luft für die Flamme gewährleistet. Etwas Sand unter dem Teelicht ermöglicht eine schnelle Reinigung, falls Wachs ausläuft; ebenso lässt sich damit der Abstand zum Sieb variieren.

Ein durchlöcherter Deckel kann bei einem solchen Stövchen noch einen zusätzlichen Vorteil bringen, wenn der Hitzestau unter dem Deckel das Material gleichmäßig und geschützt zum Verglimmen bringt.

Grundsätzlich muss an dieser Stelle noch einmal darauf hingewiesen werden, dass eine offene Flamme immer mit größter Achtsamkeit behandelt werden sollte. Zu oft hat die Erfahrung gezeigt, wie unberechenbar Feuer sein kann.

Da insbesondere viele Harze und Resinoide sehr leicht entzündbar sind, ist eine vorsichtige Herangehensweise aus Sicherheitsgründen unerlässlich. Prüfen Sie immer mit sehr kleinen Mengen die Reaktion des verwendeten Materials, platzieren Sie das Stövchen auf einen feuerfesten Untergrund und lassen Sie es nie unbeaufsichtigt brennen!

Das handelsübliche Paraffin-Teelicht ist für derartige Stövchen vorgesehen. Ausschließlich in Glasgefäßen abbrennen und **immer** die Aluhülse entfernen! Der Docht muss mittig im flüssigen Wachs stehen. Das sollte immer wieder überprüft werden. Es sollten auch keine Bienenwachs- oder Stearinkerzen eingesetzt werden, da diese mit erheblich höherer Temperatur brennen.

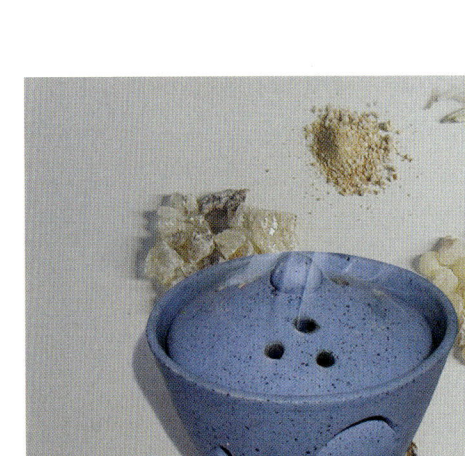

Die Feder

Es ist angezeigt, den aufsteigenden aromatischen Rauch zu verwedeln, um seine besondere Qualität besser *erschnüffeln* zu können. Das weiß instinktiv jeder und fächelt sich den Rauch mit der Hand zu. Für diesen Zweck ist die Feder optimal geeignet. Sie *streichelt* die Luft, das Element der Kommunikation, und verwirbelt den Duft auf eine ganz subtile Weise, wodurch sich dieser Duft intensiver wahrnehmen lässt. Er scheint sich durch diese Wirbel deutlicher übermitteln zu lassen. Das ist auch für den ungeschulten Beobachter der eigenen Sinnesresonanz auf Anhieb spürbar.

Mischen und Komponieren

Grundsätzlich ist es möglich, alle aromatischen Stoffe miteinander zu verbinden und spezielle Kompositionen und Rezepturen zu entwickeln. Wie beim Kochen sind der Kreativität dabei keine Grenzen gesetzt. In der Sachbuchliteratur zu diesem Thema finden wir häufig spezielle Zusammenstellungen, die bestimmte Wirkungen erzielen und zu besonderen Anlässen geeignet sein sollen. Diese Vorschläge stammen zumeist aus traditionellen und spirituellen Hintergründen. Astrologie, Okkultismus und ethnisch-magische Konventionen sind der Nährboden, der viele dieser Rezepturen hervorgebracht hat. Für den Leser wird dabei möglicherweise nahe gelegt, eine bestehende Erfahrung zu übernehmen. Dagegen ist nichts zu sagen und im Kapitel über die einzelnen Räucherstoffe erhalten Sie Hinweise über deren traditionelle Hintergründe. Mein besonderes Anliegen ist jedoch, die Eigenkompetenz des Individuums zu stärken und zur ureigenen schöpferischen Kraft zu führen. Im besten Falle bilden die persönlichen

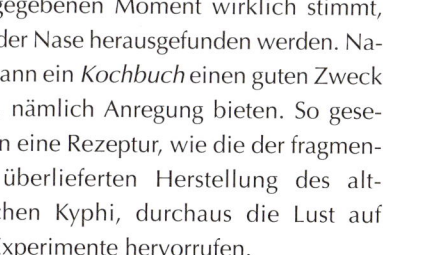

Erfahrungen des Einzelnen den Leitfaden. Die Intuition spielt dabei eine wichtige Rolle, denn es ist die Stimme des Herzens, die es wahrzunehmen gilt. Das, was für den Einzelnen in einem gegebenen Moment wirklich stimmt, soll mit der Nase herausgefunden werden. Natürlich kann ein *Kochbuch* einen guten Zweck erfüllen, nämlich Anregung bieten. So gesehen kann eine Rezeptur, wie die der fragmentarisch überlieferten Herstellung des altägyptischen Kyphi, durchaus die Lust auf eigene Experimente hervorrufen.

Der Mörser

Viele der am Markt erhältlichen Räuchersubstanzen sind noch in einer niedrigeren Verarbeitungsstufe belassen. Das heißt, sie können noch feiner geschnitten, zerstoßen oder gemahlen werden, bis sie einen pulverisierten oder pastenartigen Zustand erreichen. Grundsätzlich ist das von Vorteil, weil die aromatischen Bestandteile sich so länger erhalten. Für den kreativen Räucherfreund ist deshalb ein Mörser unerlässlich, um den letzten Verarbeitungsschritt vollziehen zu können.

Es ist eine schöne Arbeit, weil die Aromen sich beim Mörsern wunderbar entfalten und die eigene Inspiration fördern, während man arbeitet. Auf diese Weise befindet man sich bereits bei der Vorbereitung des Räucherwerkes in einem inneren Dialog mit der Pflanze, die ja ihren Teil zum Gelingen des Endproduktes beitragen soll.

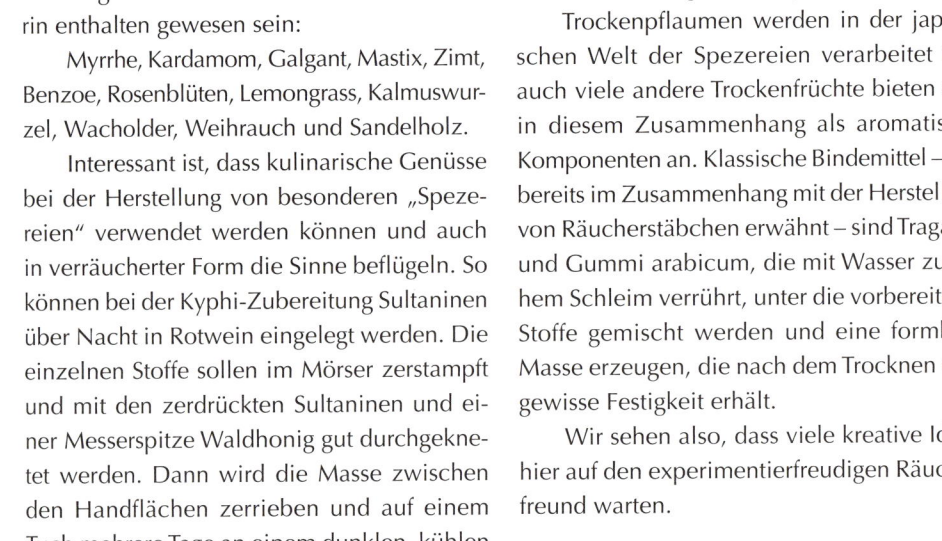

Kyphi

So heißt das berühmte Räucherwerk aus dem Alten Ägypten und war ein Hauptexportartikel dieser Zeit. Die Zusammensetzung ist fragmentarisch aus Schriftrollen und Steintafeln in den Pyramiden überliefert.

Folgende Stoffe sollen unter anderem darin enthalten gewesen sein:

Myrrhe, Kardamom, Galgant, Mastix, Zimt, Benzoe, Rosenblüten, Lemongrass, Kalmuswurzel, Wacholder, Weihrauch und Sandelholz.

Interessant ist, dass kulinarische Genüsse bei der Herstellung von besonderen „Spezereien" verwendet werden können und auch in verräucherter Form die Sinne beflügeln. So können bei der Kyphi-Zubereitung Sultaninen über Nacht in Rotwein eingelegt werden. Die einzelnen Stoffe sollen im Mörser zerstampft und mit den zerdrückten Sultaninen und einer Messerspitze Waldhonig gut durchgeknetet werden. Dann wird die Masse zwischen den Handflächen zerrieben und auf einem Tuch mehrere Tage an einem dunklen, kühlen

und luftigen Ort zum Trocknen ausgelegt. Wenn das daraus entstandene Gemisch verräuchert wird, verbreitet es einen süß-aromatischen Duft, der außerordentlich entspannend wirkt. Ihm wird nachgesagt, dass er, am Abend geräuchert, die Sorgen des Tages vergessen lässt.

Trockenpflaumen werden in der japanischen Welt der Spezereien verarbeitet und auch viele andere Trockenfrüchte bieten sich in diesem Zusammenhang als aromatische Komponenten an. Klassische Bindemittel – wie bereits im Zusammenhang mit der Herstellung von Räucherstäbchen erwähnt – sind Traganth und Gummi arabicum, die mit Wasser zu zähem Schleim verrührt, unter die vorbereiteten Stoffe gemischt werden und eine formbare Masse erzeugen, die nach dem Trocknen eine gewisse Festigkeit erhält.

Wir sehen also, dass viele kreative Ideen hier auf den experimentierfreudigen Räucherfreund warten.

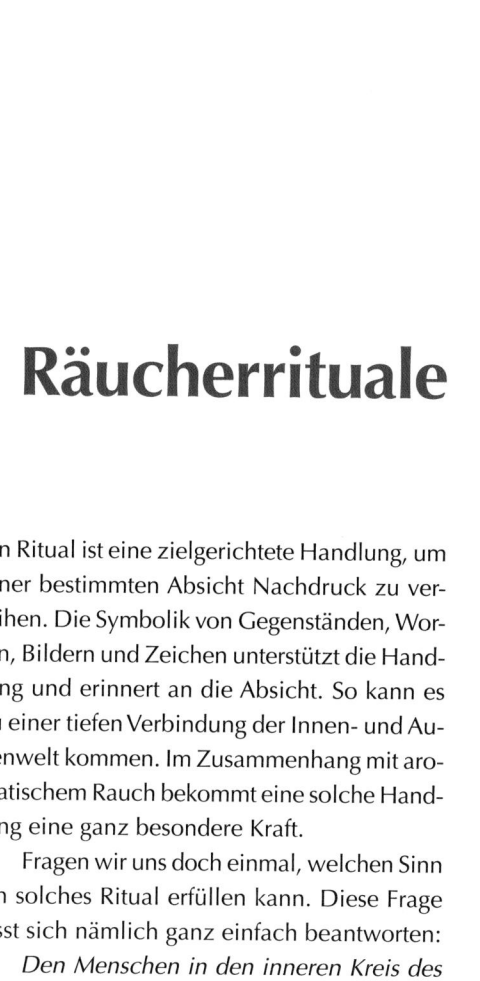

Räucherrituale

Ein Ritual ist eine zielgerichtete Handlung, um einer bestimmten Absicht Nachdruck zu verleihen. Die Symbolik von Gegenständen, Worten, Bildern und Zeichen unterstützt die Handlung und erinnert an die Absicht. So kann es zu einer tiefen Verbindung der Innen- und Außenwelt kommen. Im Zusammenhang mit aromatischem Rauch bekommt eine solche Handlung eine ganz besondere Kraft.

Fragen wir uns doch einmal, welchen Sinn ein solches Ritual erfüllen kann. Diese Frage lässt sich nämlich ganz einfach beantworten: *Den Menschen in den inneren Kreis des Lebens zurückzuführen.*

Außerhalb dieses Kreises zu bleiben bedeutet Entfremdung, Abspaltung, Isolation von der lebendigen Gemeinschaft. Einsamkeit, Misstrauen, Ablehnung und Angst sind die Konsequenzen. Das sind keine heilsamen Faktoren in der Auswirkung auf unser Lebensgefühl. In diesem Sinne ist alles, was in die innere Verbundenheit mit dem Leben führt, heilsam. Dies entspricht auch dem schamanischen Weltbild und findet in unseren Breiten unter dem Begriff der Ganzheitlichkeit immer mehr Beachtung.

Heilung im schamanischen Sinne bedeutet Integration, Wiedereingliederung in die Gemeinschaft des Lebens. Kein Aspekt kann außerhalb seines Zusammenspiels mit dem großen Ganzen wirklich erkannt und sinnvoll genutzt werden. Der Sinn eines solchen Rituals ist also immer daran zu messen, inwieweit es dem Lebensprozess dient und der Entwicklung des Lebens förderlich ist.

Anders gesagt sind Räucherrituale also ein Werkzeug, mit dem wir uns auf ganzheitliche Art und Weise einem Zustand nähern, den wir als wünschenswert betrachten.

Da Symbolik in einer rituellen Handlungsweise eine bedeutsame Rolle spielt, ist es angezeigt, die Sprache der Zeichen und Symbole etwas genauer anzuschauen.

Immer, wenn die Bedeutungsinhalte unserer Alltagssprache zu enge Grenzen setzen, sodass Unaussprechliches entsteht, brauchen wir Zeichen und Bilder, um diesem Phänomen Ausdruck zu verleihen. Diese Zeichen oder Bilder stehen dann für Bedeutungsinhalte, ohne sie in Worte fassen zu müssen.

Es ist wichtig, ein Ritual immer als eine Handlung zu sehen, die uns in den gegenwärtigen Moment bringt. Nicht, was gestern oder was morgen geschieht, ist wichtig, sondern nur der Augenblick, das Hier und Jetzt. Wenn wir uns das vergegenwärtigen, dann haben wir auch alle Freiheit, unsere Rituale selbst zu gestalten. Wir brauchen nicht auf altüberlieferte Formen zurückgreifen, in denen wir die Wahrheit eher vermuten als in uns selbst. Das tun wir letztlich nur, weil wir der Ansicht sind, die Vergangenheit wäre von der Gegenwart getrennt. Im Raum der Gegenwart liegt die authentische Form und wir dürfen unsere eigenen Rituale aus uns selbst heraus schöpfen.

Auf diesem Hintergrund möchte ich Ihnen eine Reihe von Ritualen vorschlagen, die Ihnen zur Anregung dienen mögen, Ihre eigenen Ausdrucksformen kreativ zu entwickeln. Ein Symbol ist auf einem Blatt des Pipal- oder Bodhi-Baumes (Ficus religiosa) abgebildet. Dieser mächtige Baum ist von großer religiöser Bedeutung und einer der wichtigsten heiligen Bäume in der indischen Mythologie.

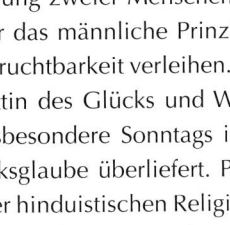

Man verwendet seine Blätter in ritueller Verehrung als Opfergabe, um eine glückliche Verbindung zweier Menschen zu erbitten. Er steht für das männliche Prinzip. Den Frauen soll er Fruchtbarkeit verleihen. Auch Lakshmi, die Göttin des Glücks und Wohlstands, hält sich insbesondere Sonntags in ihm auf, wie der Volksglaube überliefert. Pipal unterstützt nach der hinduistischen Religion alle andächtig vorgebrachten Wünsche, und dies insbesondere in Verbindung mit einem Rauchopfer.

Im Buddhismus wird berichtet, dass Gautama sieben Tage nach Osten blickend mit dem innigen Wunsch nach perfektem Wissen und allumfassender Weisheit in erleuchteter Verzückung unter diesem Baum saß und meditierte. Es offenbarte sich in seinem Geiste ein neues Verständnis der Gebundenheit aller individuellen Existenz: die schicksalhafte Kraft des in Unwissenheit geborenen Seins, das seinen Schatten auf alle sich manifestierenden Seelen in ihrem unstillbaren Durst nach Leben wirft. Er erkannte dabei den ewigen Kreislauf von Entstehung, Leiden und Zerfall, von Tod und Neugeburt. So nannte man diesen Baum auch den *Baum der Erleuchtung* – den Bodhi-Baum. Er hat tiefe und starke Wurzeln. Sein Stamm verkörpert die Verbindung zwischen der sichtbaren und der unsichtbaren Welt, Äste und Wurzeln stehen für das Streben nach Vollkommenheit.

Keine Lüge soll unter diesem Baum standhalten können. Man nennt ihn auch den Baum

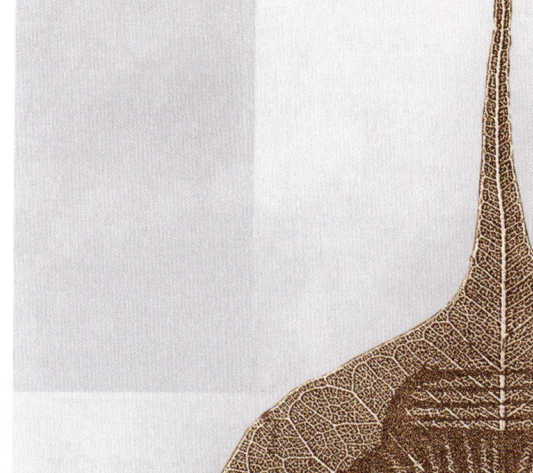

der Rechtsprechung und an verschiedenen Orten Indiens wird unter ihm Gericht gehalten.

Die Nepalesen sehen den Pipal-Baum als Brücke zwischen Himmel und Erde, auf dem die Seelen der Tugendhaften ausruhen und sich erholen können. In Indien werden die Blätter mit religiösen Motiven bemalt, um als kraftvolles Bild-Zeichen die Andacht zu verstärken.

Sie finden jedem der nachfolgenden Rituale ein symbolhaftes Motiv zugeordnet, dessen traditioneller Inhalt aus verschiedenen Kulturkreisen unserer Welt in Resonanz zum jeweiligen Thema steht.

Lassen Sie also das Symbol auf Ihre Phantasie wirken und beobachten Sie, welche Assoziationen in Ihnen entstehen und welche Gefühle angeregt werden.

Die Stoffe, die für das jeweilige Ritual vorgeschlagen werden, sind zweckentsprechend und auf der Grundlage des Ennearom-Systems ausgewählt. Sie lassen sich gut nacheinander verräuchern; es ist aber auch interessant, selbst eine Räuchermischung herzustellen oder sogar eine persönliche Rezeptur zu entwickeln.

In dem Kapitel „**Konturen der Räucherstoffe**" finden Sie Beschreibungen der Pflanzen und deren Stoffe. Sie sollten diese genau anschauen und auf sich wirken lassen, wenn eines der Rituale Sie besonders anspricht. Denken Sie nach über Ihre Absicht, die für Sie hinter dem Ritual stehen könnte. Das kann bisweilen einen wahren Kreativitätsschub auslösen. Denken Sie daran: Jeder schöpferische Impuls unterstützt die Absicht und wird die Kraft des Rituals verstärken!

Reinigung

und

Klärung

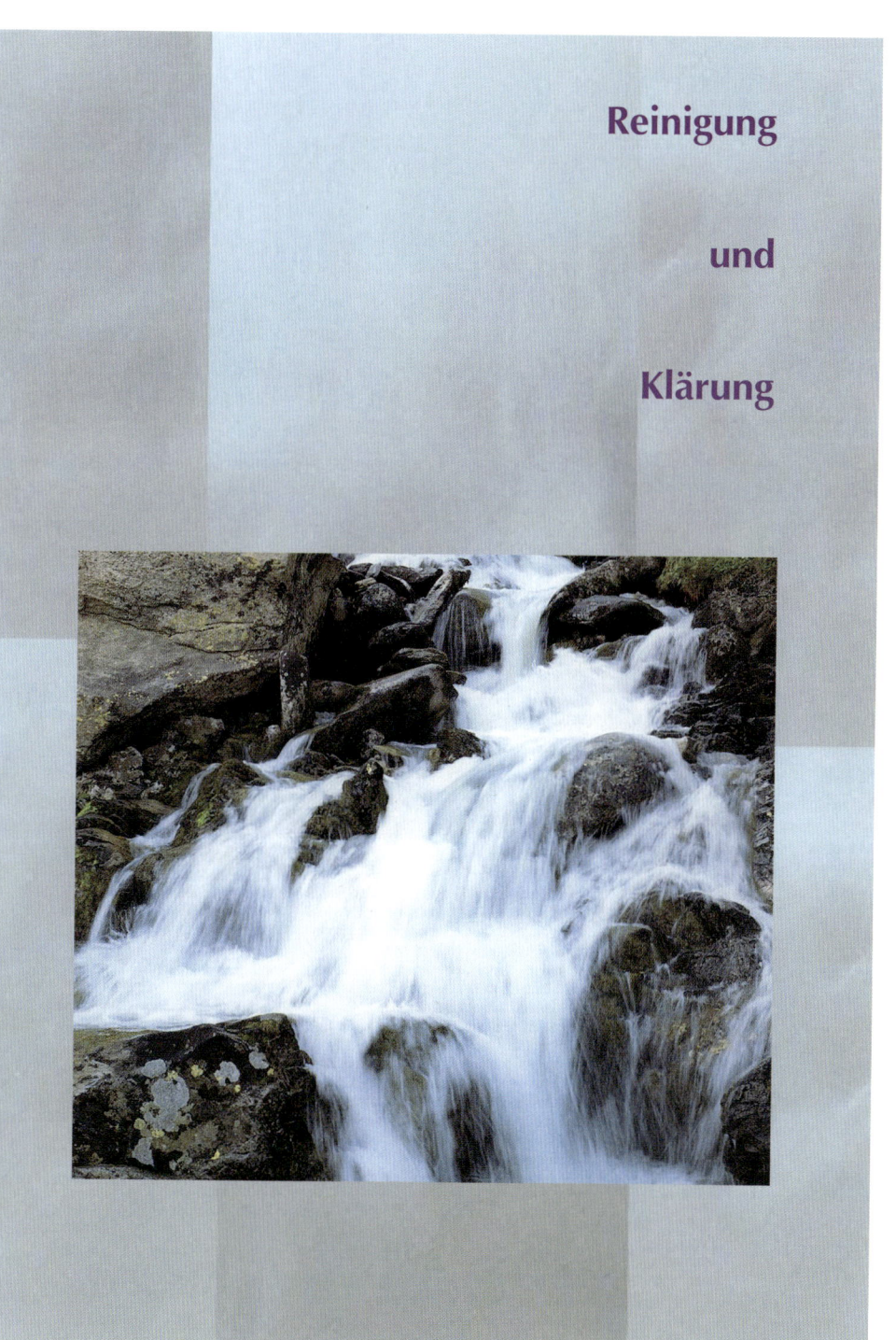

Die Lichtquelle hinter dem Schatten

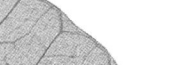

Dieser Themenkreis umfasst alles, was mit Transformation gestörter Raumenergie umschrieben werden kann. Der Raum, den wir physisch einnehmen, sei es unser Zuhause oder ein Ort, den wir vorübergehend in diesem Sinne nutzen wollen, erfüllt eine wesentliche Funktion. Es sollte ein Ort des Rückzugs, des Schutzes, der Intimität, des Schlafens, der Liebe und der Freude sein. Es ist ein Ort, der uns nähren soll. Im besten Falle ist es ein Platz an der Sonne.

Um diesen Zustand zu erreichen, lohnt es sich, die vielen Möglichkeiten des Räucherns auszuloten. Was wir grundsätzlich mit der Transformation der störenden Einflüsse anstreben, ist, die Lichtquelle hinter dem Schatten zu aktivieren. Nichts passiert im luftleeren Raum. Das Problem, das sich uns stellt, hat eine besondere Bewandtnis für uns, hat etwas mit uns selbst zu tun.

Aggression, Krankheit und Tod

Ein Raum, in dem jemand gelitten hat oder schwer gestorben ist, kann diesen intensiven Prozess noch lange Zeit *ausatmen*. Der Widerstand gegen das, was ist, hat sich so stark manifestiert, dass die damit verbundene Last weiter nachklingt. Es ist wie der Pendelschlag einer großen und schweren Uhr. Durch eine intensive Räucherung können wir diesen Vorgang beschleunigen. Das Schwere wird erleichtert und der Prozess der Ablösung und Verfeinerung unterstützt. Die Abwehr, aus der die Schwere entstanden ist, löst sich sozusagen in Luft und Liebe auf.

Auch heftige Aggression hinterlässt im Raum atmosphärische Störungen, die auf diese Weise abgelöst werden können und sich verflüchtigen. Es sind einfach nur Energien, die wie unsichtbare Wolken den Sonnenschein verdecken und jetzt abziehen dürfen.

Vorgeschlagene Räucherstoffe

1. Drachenblut (Daemenorops draco)
2. Kampfer (Cinnamomum camphora)
3. Salbei (Salvia officinalis)
4. Zedernholz (Juniperus virginiana)
5. Wacholderbeeren (Juniperus communis)
6. Copal (Protium copal)
7. Asant (Ferula asa foetida)
8. Rosmarin (Rosmarinus officinalis)
9. Weihrauch (Boswellia carteri)

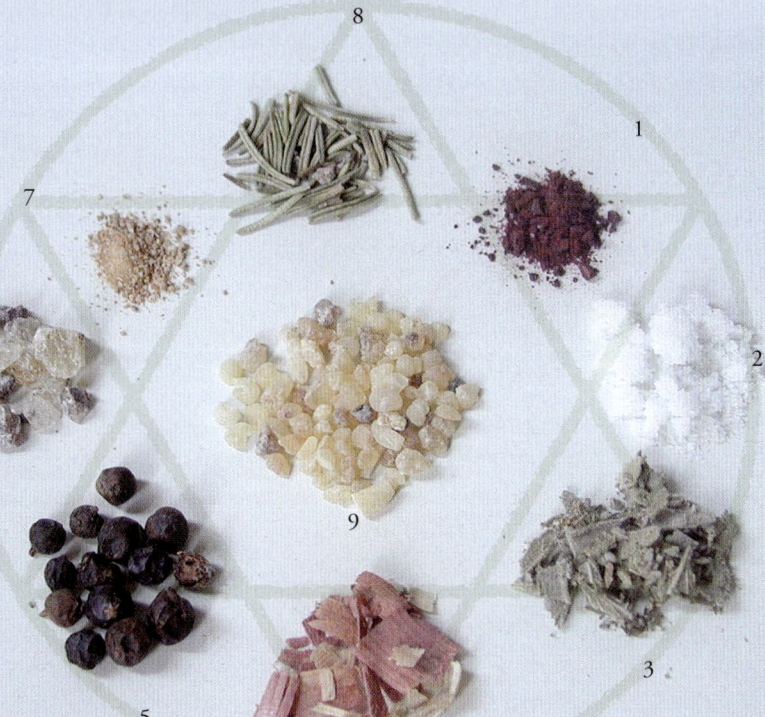

Einmal abgesehen von Asant (im Volksmund auch „Teufelsdreck" genannt), der eine sehr deftige knoblauchartige Duftnote besitzt, können alle vorgeschlagenen Stoffe durchaus auch einzeln verräuchert werden. Es bietet sich aber an, eine Räucherkomposition vorzubereiten. Das ist eine sehr gute Möglichkeit, dem „Mittel", das wir zur Reinigung einsetzen wollen, bereits mit der konzentrierten vorbereitenden Handlung unsere Absicht, die wir mit dem Räuchern verbinden, durch die Hände zuzuführen. Wenn neun Teile ein Ganzes sind, dann kann eine Komposition nach eigener Intuition aus neun Teilen zusammengestellt werden. Ihrer eigenen Intuition sollten Sie dabei immer die erste Priorität geben und der inneren Stimme Vertrauen schenken.

Reinigung und Klärung – das Ritual

Zunächst einmal verwenden wir eine gewisse Zeit darauf, uns selbst auf das Vorhaben einzustimmen. Wir suchen einen geeigneten Platz in dem Raum, der gereinigt werden soll, wo wir das Räuchergefäß brandsicher abstellen können, und bereiten ihn ein wenig vor. Das Gefäß steht symbolisch für das Feuerelement und wir können beispielsweise für **Erde** einen Stein, für **Wasser** eine Muschel oder ein Blatt und für **Luft** eine Feder hinzufügen.

Bevor wir das **Feuer** anzünden, können wir gedanklich unsere Absicht formulieren, die wir mit dem Ritual verfolgen. Da unsere Absicht grundsätzlich konstruktiv und lebensunterstützend sein sollte, empfiehlt es sich, immer einen positiven Ausdruck zu finden. Das heißt, wir sollten uns nicht auf das störende Zurückgebliebene, sondern den als wünschenswert angestrebten Zustand konzentrieren. Was auch immer die Ursache der Störung sein mag, wir wünschen allem Frieden und Entlastung und damit eine beschleunigte Ablösung. Aggressive Schwingungen wollen wir besänftigen und Bedrohung aller Art dadurch begegnen, dass wir uns der Führung einer lichten Kraft anvertrauen. Wir sind motiviert vom Wunsch nach Leben, Liebe, Glück und Freude, daran soll kein Zweifel sein.

Erst dann, wenn wir von diesem Ziel erfüllt sind, zünden wir das Feuer an. Wenn die Glut sich entfaltet hat, legen wir das Räucherwerk auf und segnen es mit dem Erdsymbol. Wenn der Rauch aufsteigt, nehmen wir das Wassersymbol und segnen damit den Rauch. Dies verbinden wir innerlich mit der Einladung an die Elementarkräfte, unsere Handlung zu unterstützen. Danach nehmen wir die Feder und das Gefäß, segnen Luft und Feuer und bewegen uns einmal im Uhrzeigersinn um den ganzen Raum herum, während wir uns die Entfaltung des Lebens wie einen Strom vorstellen, der zum Meer zurückfließt. Dabei fächeln wir den Rauch mit der Feder in alle Richtungen. Anschließend gehen wir noch einmal gegen den Uhrzeigersinn um den ganzen Raum herum und sind uns dabei bewusst, dass unsere Absicht starken Einfluss auf den Strom des Lebens nehmen kann, um ihn freier fließen zu lassen.

Anschließend stellen wir das Gefäß wieder ab, können jetzt den Raum verlassen, die Tür schließen und den Prozess 2 bis 3 Stunden wirken lassen. Dann öffnen wir Fenster und Türen und lassen alle Energien entweichen. Jetzt ist der Raum neutral, sauber und rein.

Sinnlichkeit

und

Erotik

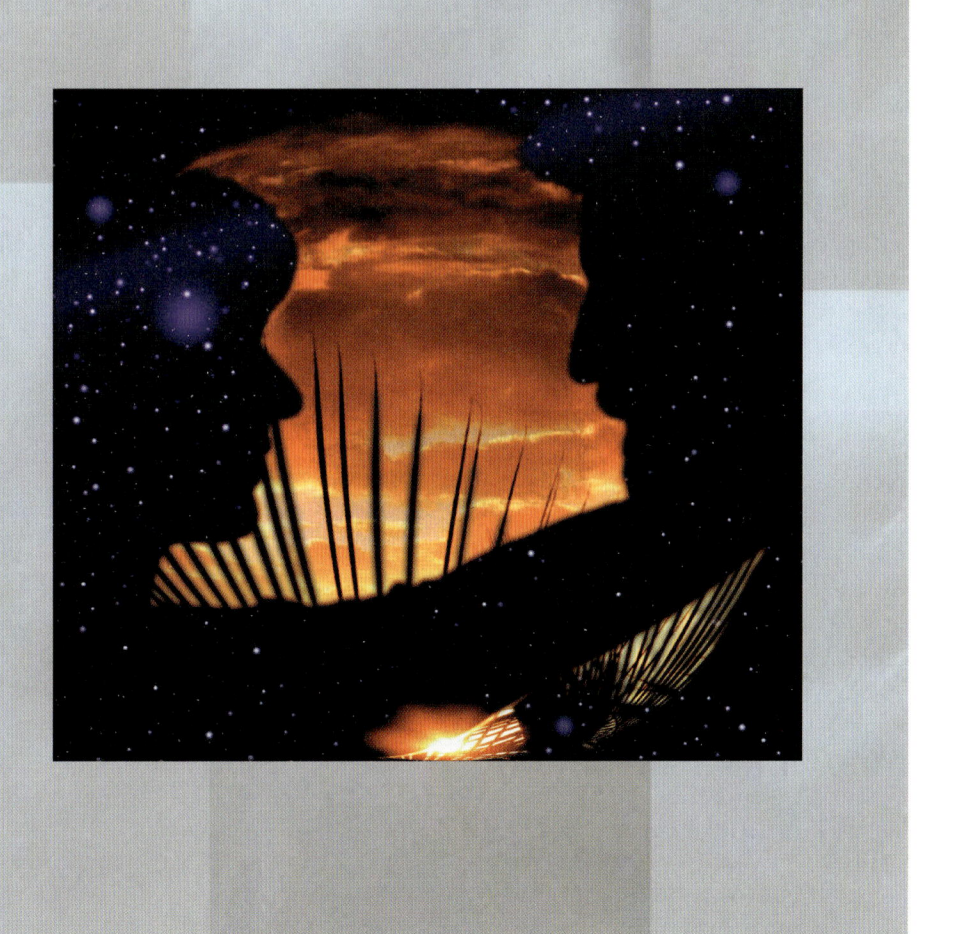

Wunsch nach Partnerschaft und Liebeslust

Sinnlicher Genuss und Lustgewinn sind ein großartiges Privileg des Menschen, das insbesondere dann seine wunderbaren Aspekte zeigt, wenn es mit feiner Sensibilität gefeiert wird. Wir vermissen diesen Teil unseres Daseins insbesondere dann sehr, wenn kein Partner in Sicht ist. Dann muss er herbeigerufen werden. Ein Ritual zur Verstärkung dieses Rufes wäre also durchaus dem- oder derjenigen zu empfehlen, die den Wunsch nach Partnerschaft und Liebeslust verspürt. Es hat eine Resonanzwirkung, wenn ein Bild des ersehnten Zustandes erzeugt und in den Kosmos geschickt wird. Räucherungen können Gebete und Wünsche besonders gut über die Schwelle von der dritten zur vierten Dimension tragen. Nach dem Gesetz der Anziehung wird die Botschaft dort den passenden Empfänger finden und der Kontakt wird sich in der persönlichen Wirklichkeit früher oder später manifestieren.

In der Partnerschaft kann ein Ritual auch als Vorbereitung für einen schönen Abend der Liebeslust vollzogen werden. Dass Räucherstoffe die Sinne beflügeln, wusste bereits König Salomon, der die Reize der Königin von Saba mit aromatischen Pflanzendüften schwärmerisch umschrieb, wie man im Alten Testament (Hohelied der Liebe) nachlesen kann. Die Gefühlsintensität kann sicherlich durch ein Räucherritual gesteigert und die Sensibilität für den Partner erhöht werden.

Vorgeschlagene Räucherstoffe

1. Zimtrinde (Cinnamomum cassia)
2. Damiana (Turnera diffusa)
3. Benzoe siam (Styrax tonkinensis)
4. Ingwerwurzel (Zingiber officinale)
5. Myrrhe (Commiphora abyssinica)
6. Moschuskörner (Hibiscus abelmoschus)
7. Guajakholz (Guajacum officinale)
8. Guggul (Commiphora mukul)
9. Koriander (Coriandrum sativum)

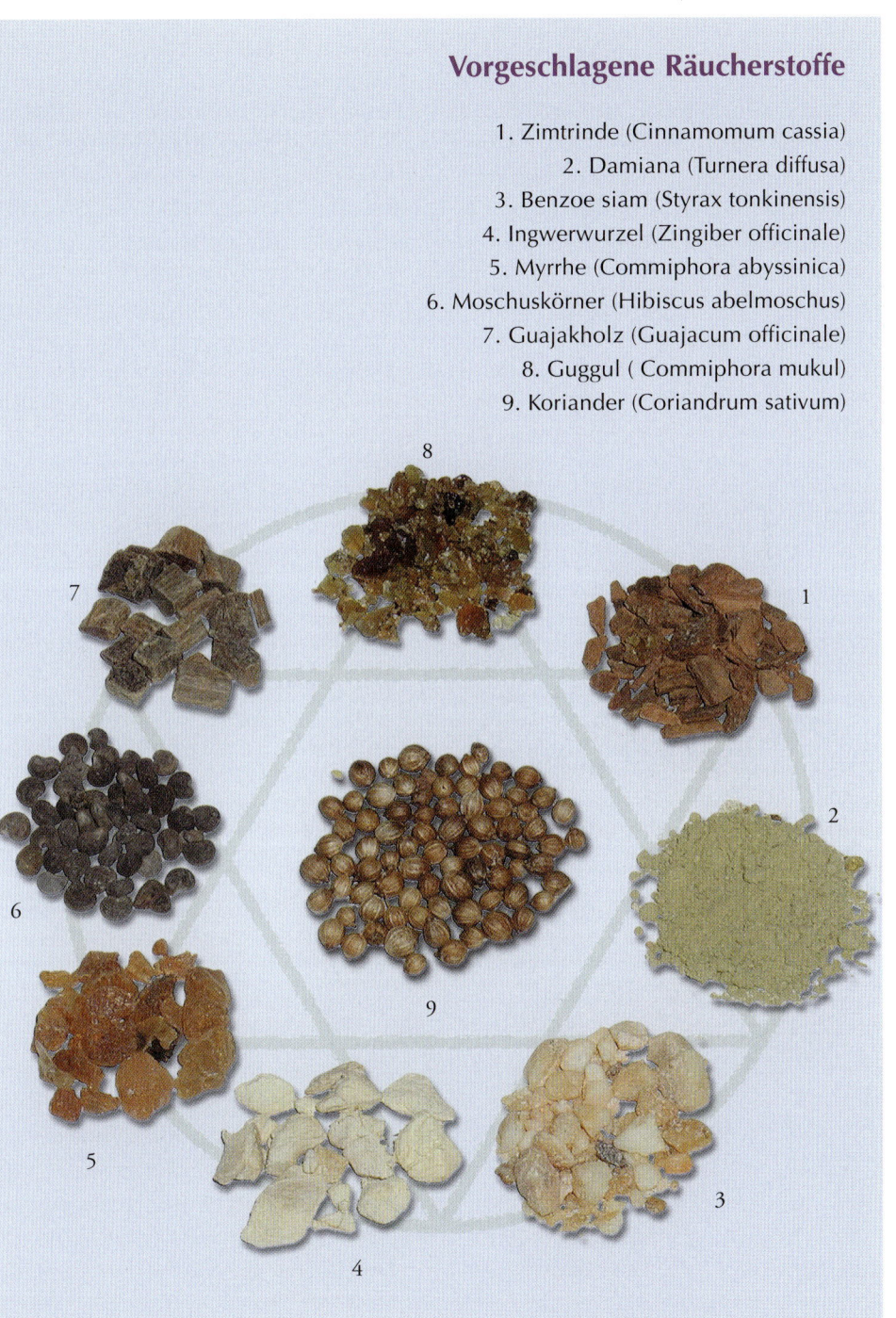

Die Vorbereitung und Auswahl der Räucherstoffe

Bei dem folgenden Ritual wird empfohlen, die Stoffe einzeln und nacheinander zu verräuchern. Es ist von Vorteil, sich ihre Eigenschaften vorab noch einmal im Kapitel *Konturen der Räucherstoffe* anzuschauen, um die Assoziationskraft anzuregen. Da jeder Stoff seine ureigene Charakteristik hat, spricht er natürlich auch ganz spezifische emotionale Zusammenhänge an. Das Ritual für die Partnersuche hat das Ziel, unsere Kreativität auf der Ebene der Visualisierung zu erwecken.

Die Räucherstoffe sind hierfür Mittel zum Zweck und wir wollen uns vorab die Zielrichtung der Substanzen vergegenwärtigen. Wir versuchen herauszufinden, was der jeweilige Stoff unterstützen könnte.

Beim Ritual geht es um den Ausdruck der persönlichen Wahrheit, was die Wünsche des Einzelnen betrifft. Die Zielrichtung der Räucherstoffe soll in diesem Falle helfen, die eigenen Bedürfnisse zu finden, zu formulieren und zu artikulieren.

Sinnlichkeit und Erotik – das Ritual

Es wird ein schöner Platz zum Sitzen vorbereitet. Das Ritual wird mit der Absicht durchgeführt, zu gegenseitigem Verständnis und tiefer Vertrautheit zu gelangen. Ehrlichkeit und Offenheit sind die Attribute einer solchen Begegnung. Man beginnt damit, dass man sich zu zweit gegenübersitzt mit dem Räucherstövchen dazwischen.

Einer legt den ersten Räucherstoff auf. Wenn man möchte, kann man sich an den Händen fassen, während ein Partner einen Wunsch zum Ausdruck bringt, der mit Sinnlichkeit, Lust und Hingabe zu tun hat.

Der Wunsch wird nicht kommentiert, sondern bleibt im Raum und wird in der Stille vom Duft übernommen. Entweder zum selben Duft oder beim nächsten sollte der andere Partner ebenfalls einen Wunsch artikulieren.

Als nächstes wird von jedem Partner Dankbarkeit für etwas ausgedrückt, was man am anderen sehr schätzt. Dabei können weitere Räucherstoffe hinzugefügt werden, die der Dankbarkeit Auftrieb geben werden.

Im dritten Teil wird dann formuliert, was den Partner so vertrauenwürdig macht, dass man bereit ist, dieses Ritual mit ihm zu teilen. Dazu werden die letzten Stoffe aufgelegt.

Danach lenken beide die ganze Aufmerksamkeit nach innen und spüren im eigenen Körper die instinktiven Bedürfnisse, wie sie sich in den Zellen manifestieren, und bleiben einige Minuten ganz still bei dieser Erfahrung.

Zuletzt gehen beide in das Herz und fühlen in die Sehnsucht hinein, die dort lebt, und überlassen ihr die weitere Gestaltung des Liebesrituals.

Bewegung

und

Lebensfreude

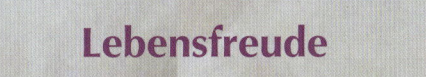

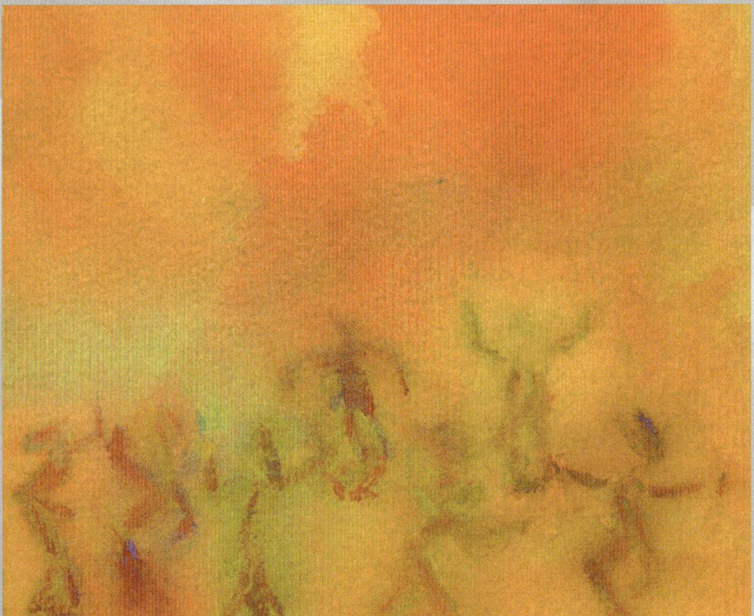

Der Erhalt des physischen Körpers und seiner Lebenskraft

Der Erhalt physischen Lebens ist schon immer ein Grund für das Räuchern gewesen. Es wirkt stark konservierend, keimtötend und widersteht damit der Zersetzung physischer Materie. Eiweißhaltige Lebensmittel werden geräuchert, um sie haltbar zu machen. Das hat traditionelle Wurzeln in allen Kulturen.

Die Vitalität, die aus der physischen Nahrung gezogen werden kann, wird auf diese Weise länger erhalten. Das ist eine Analogie, die sich ebenso auf den Erhalt des physischen Körpers und seiner Lebenskraft übertragen lässt.

Es gehört zu den wichtigen Aufgaben des **Menschseins,** den Körper in seinem Dienst als Vehikel der Seele geistig zu unterstützen. Pflanzenkräfte haben sich ganz in den Dienst der Schöpfung gestellt. Die Regulation unausgeglichener Zustände ist ihr Metier. Beide Wirkungsbereiche zusammen sind in der Lage, einen starken Bund zu bilden, um im Sinne der Lebenserhaltung aktiv zu werden.

Wenn wir räuchern wollen, um dem Körper fehlende Energien zuzuführen oder einen Überschuss an Energien auszugleichen, dann kann dies wunderbar in ein Ritual gekleidet werden, um die Wirkung zu verstärken. Das hier vorgeschlagene Ritual zielt darauf ab, eine Art Trance-Energie auf der Körperebene zu erzeugen und gezielt in die Bereiche zu schicken, wo sie benötigt wird.

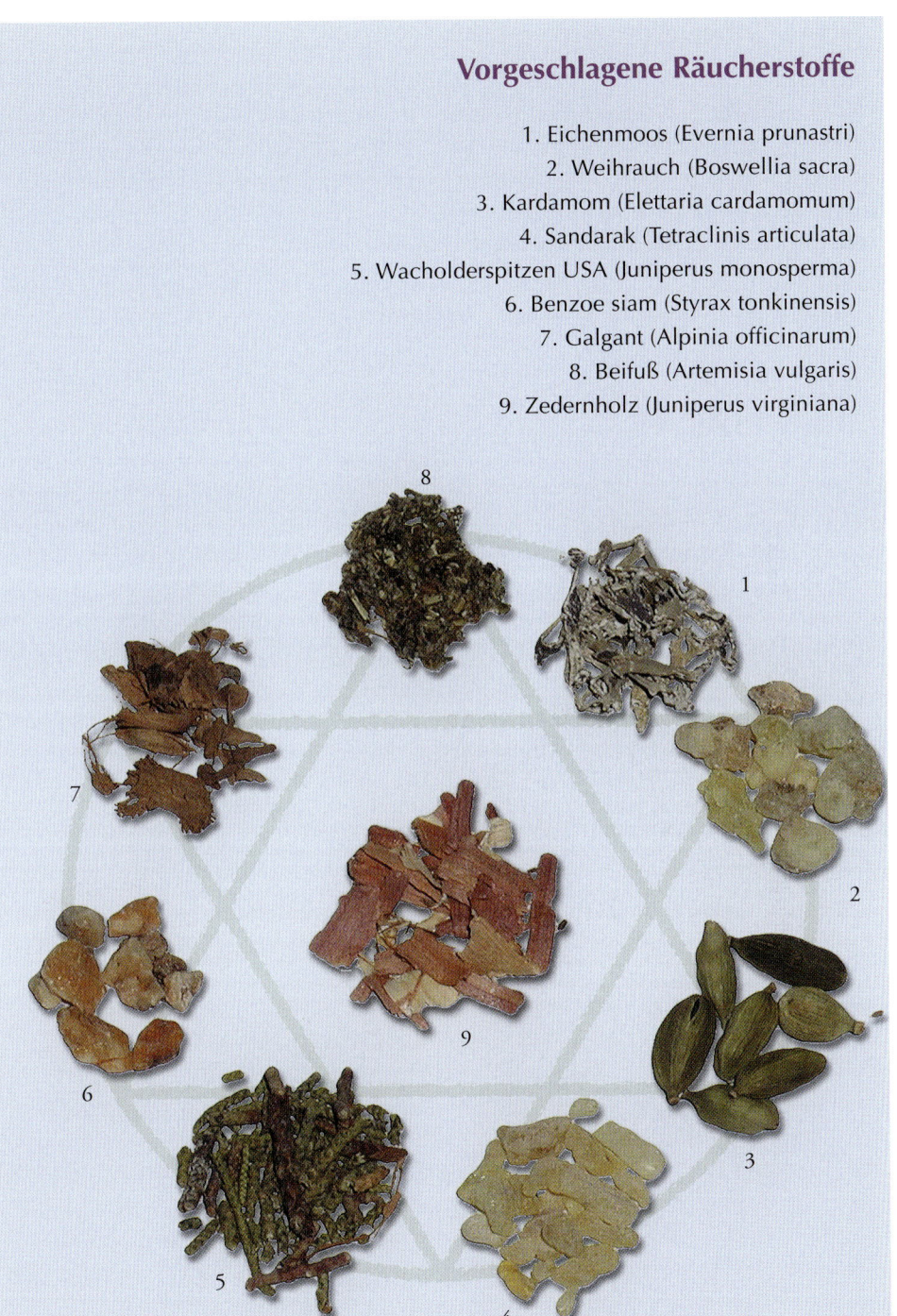

Vorgeschlagene Räucherstoffe

1. Eichenmoos (Evernia prunastri)
2. Weihrauch (Boswellia sacra)
3. Kardamom (Elettaria cardamomum)
4. Sandarak (Tetraclinis articulata)
5. Wacholderspitzen USA (Juniperus monosperma)
6. Benzoe siam (Styrax tonkinensis)
7. Galgant (Alpinia officinarum)
8. Beifuß (Artemisia vulgaris)
9. Zedernholz (Juniperus virginiana)

Die Vorbereitung der Räucherstoffe

Zerkleinern Sie das Material Ihrer Wahl gründlich und benutzen Sie dazu gegebenenfalls auch den Mörser. Brechen Sie den Kardamom auf und verwenden Sie nur die Samenkörner im Inneren. Zedernholz, Eichenmoos und Galgant sollten Sie in ganz kleine Stücke schneiden.

Legen Sie eine kleine Prise von Eichenmoos, Sandarak, Kardamom und Wacholderspitzen separat beiseite, bevor Sie die Komponenten miteinander vermischen.

Bewegung und Lebensfreude – das Ritual

Sie bereiten sich für eine Turn- oder Tanzübung vor. Der *Tanz der Himmelrichtungen* von Jabrane M. Sebnat* eignet sich besonders gut für dieses Ritual. Entzünden Sie in voller Konzentration das Feuer, legen Sie eine Prise Eichenmoos auf und wenden Sie sich mit diesem Rauchgeschenk dem kalten Norden zu. Als nächsten legen Sie Sandarak auf und begrüßen damit im Osten symbolisch die aufgehende Sonne. Dem heißen Süden schenken Sie den duftenden Rauch des Kardamom und dem Westen, wo unsere Sonne untergeht, die Wacholderspitzen.

Bitten Sie die Kräfte der vier Himmelsrichtungen um Stärkung Ihrer Lebenskraft, bevor Sie mit der Bewegungsübung beginnen, die mindestens 15 Minuten dauern sollte, um den Körper etwas zu fordern. Wählen Sie eine Körperübung, die Ihnen vertraut ist. Das kann Tanz, Gymnastik oder Hatha-Yoga sein. Wichtig ist, dass Sie Freude daran haben, sich voll und ganz hineinzugeben.

Anschließend setzen Sie sich bequem vor Ihr Räucherstövchen und legen etwas von der Mischung auf.

Konzentrieren Sie sich ganz auf Ihr Körpergefühl und den Atem. Spüren Sie nach, wie es in Ihnen summt und brummt und schenken Sie die Aufmerksamkeit dem Bereich, wo sich eine Schwäche zeigt. Beim Einatmen ziehen Sie Kraft herein und beim Ausatmen lenken Sie die zugeführte Energie an den Punkt der Schwäche und lassen die Kraft sich im Körper ausbreiten. Das wird heilsamen Einfluss auf Ihr Wohlbefinden nehmen und Ihnen Kraft und Vitalität zuführen.

---

* CD erhältlich im Fachhandel und bei floraperpetua.de, siehe auch Seite 182

Harmonie

und

Schaffensfreude

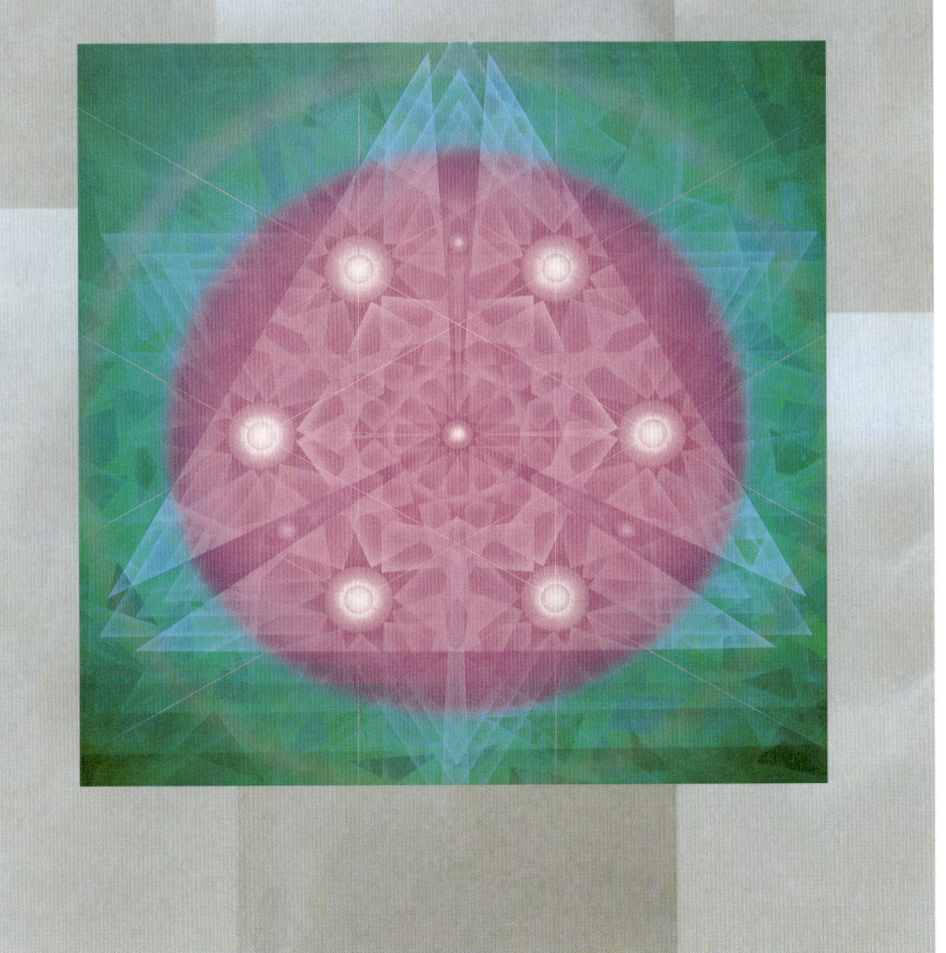

Zur inneren Harmonie zu kommen

Fruchtbarkeit und Verschmelzung der Gegensätze sind Ausdruck für einen Zustand harmonischen Zusammenwirkens verschiedener Lebenselemente.

Zur inneren Harmonie kommen heißt, den Tanz der Gegensätze zu beherrschen. Das ist aber nur durch Hingabe an den Wandel zu erreichen. Das Resultat ist Vielfalt, Fülle und Entzücken über das Wunder des Seins.

Wenn wir uns zerrissen fühlen, das heißt, zwischen sich widersprechenden Gefühlen hin- und hergerissen werden, wenn himmelhoch jauchzend und zu Tode betrübt sich abwechseln, dann befinden wir uns in Konflikt mit den Prinzipien des Erschaffens und des Zerstörens.

Da aus der Verbindung dieser zwei Pole des Lebens die Fruchtbarkeit entspringt, dient ein Räucherritual zur Feier der Kreativität und Veränderung auch einer Heilung dieses zerrissenen Zustands. Ob dieser in partnerschaftlichen Abhängigkeiten oder beruflichen Konflikten seinen Ausdruck findet, immer deutet er auf etwas hin, was den eigenen Interessen zu widersprechen scheint und womit man nicht umgehen kann.

Die Hingabe an den Wandel lehrt uns, diesen Gegensatz als willkommene Erscheinung im Sinne der Kreativität des Lebens zu würdigen. Das folgende Räucherritual hat das Ziel, eine Harmonie mit den Gegebenheiten herzustellen.

Vorgeschlagene Räucherstoffe

1. Cassiablüten (Cinnamomum cassia)
2. Opoponax (Commiphora erythraea)
3. Tonkabohne (Dipteryx odorata)
4. Benzoe sumatra (Styrax benzoin)
5. Weißer Salbei (Salvia apiana)
6. Zedernspitzen (Thuja plicata)
7. Lavendel (Lavandula officinalis)
8. Weihrauch somalia (Boswellia carteri)
9. Rosenblüten (Rosa damascena)

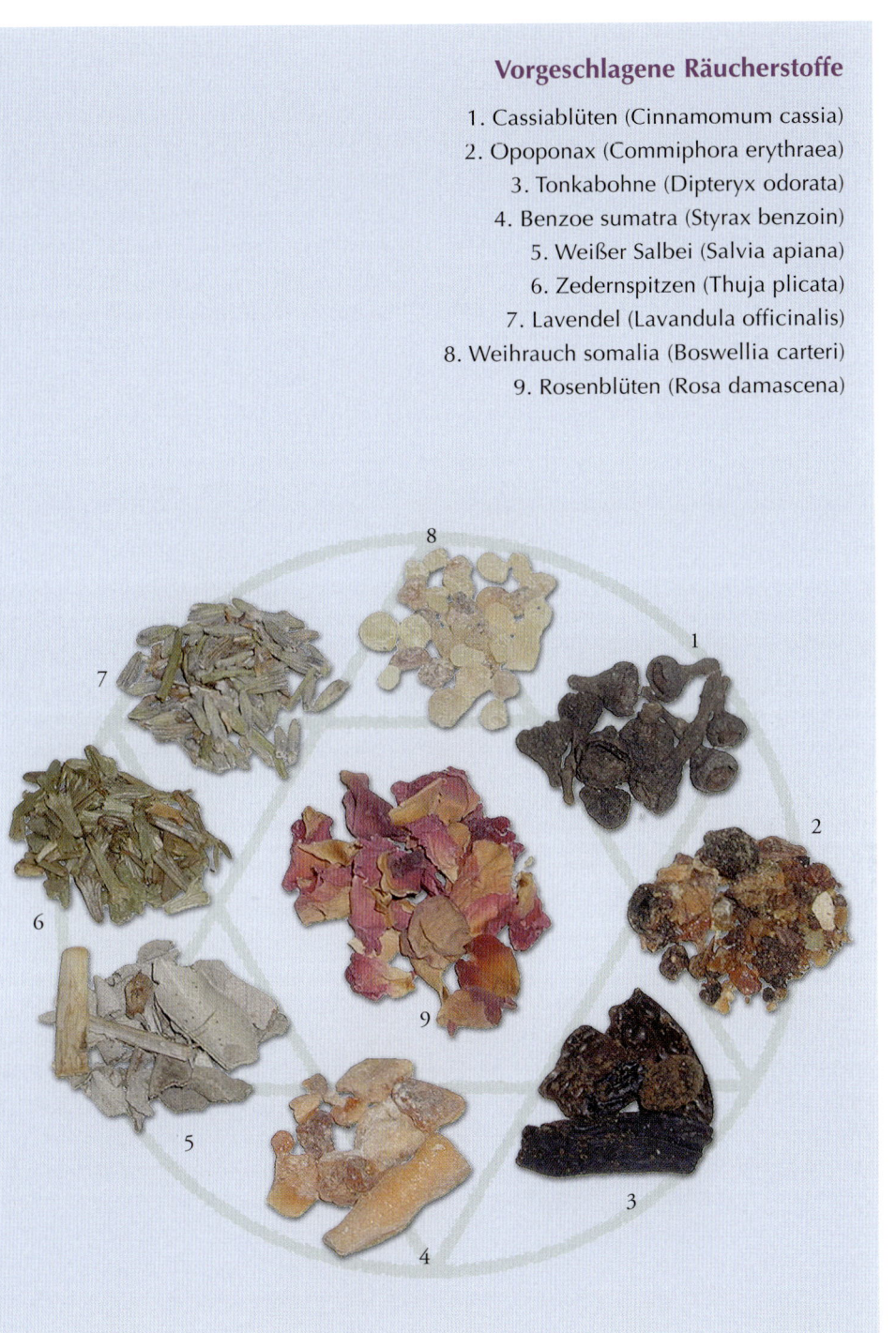

Die Vorbereitung und Auswahl der Räucherstoffe

Härte und Sanftmut sind in dieser Gruppe von Räucherstoffen vereint. Sie sollten sie einzeln ausprobieren, bevor Sie zum eigentlichen Kern des Rituals übergehen. Stellen Sie sich jeweils eine Zweiergruppe von gegensätzlichen Dufteindrücken zusammen. Beispielsweise gelten Zedernspitzen und Weißer Salbei in der indianischen Mythologie als Repräsentanten des Weiblichen und des Männlichen. Dies gilt auch für Weihrauch und Opoponax (Süße Myrrhe). Die Stoffe, die Ihnen von Ihrem persönlichen Dufteindruck her als gute Partner im Sinne der sich anziehenden und ergänzenden Gegensätze erscheinen, sollten Sie sich als Gruppe zurechtlegen. Um sich für die Paarbildung zu sensibilisieren, lesen Sie am besten die Beschreibungen im Kapitel „Konturen der Räucherstoffe".

Harmonie und Schaffensfreude – das Ritual

Setzen Sie sich an einen bequemen Ort mit den vorbereiteten Räucheraccessoires. Lauschen Sie in sich hinein. Wo ist die Spaltung? Wo lassen sich die Gegensätze nicht auf ein Zusammenwirken ein? Lassen Sie den Konflikt vor Ihrem geistigen Auge abspielen. Ein Problem kann darin bestehen, das eine zu wollen und das andere zu müssen, den Partner einerseits zu lieben und ihn andererseits zu hassen, frei sein zu wollen und dennoch in die Abhängigkeit zu gehen, das Leben so hoch zu schätzen und dennoch sterben zu müssen. Erleben Sie Ihren Konflikt wie ein Drama auf der inneren Kinoleinwand. Kosten Sie die eine Seite gründlich aus, während Sie einen Räucherstoff auflegen, der Ihnen diese Seite zu repräsentieren scheint. Als nächstes nehmen Sie die andere Seite ein, fühlen sich ganz in diese konträre Perspektive hinein und geben den anderen Räucherstoff aus der Zweiergruppe als Gegenspieler zu dem ersteren dazu. Nach dem ersten wird nun der zweite Duft zunächst ganz in den Vordergrund treten, während Sie innerlich erleben, welche Eindrücke dadurch bei Ihnen ausgelöst werden.

Nach 3 bis 5 Minuten werden Sie eine Duftsynthese wahrnehmen. Sie spüren, wie beide Düfte ineinander übergehen und miteinander verschmelzen. Ein neuer Eindruck entsteht, der die Perspektive der schöpferischen Lösung einnimmt. Öffnen Sie sich ganz diesem Eindruck, denn er kann eine Antwort aus dem unerschöpflichen Reservoir des Lebens in Ihr inneres Ohr flüstern. Je kompromissloser Sie sich dieser Erfahrung hingeben, desto höher ist die Wahrscheinlichkeit einer Antwort. Wiederholen Sie diesen Vorgang mit weiteren Räucherpaaren, wenn Sie mögen.

Meditation

und

Entspannung

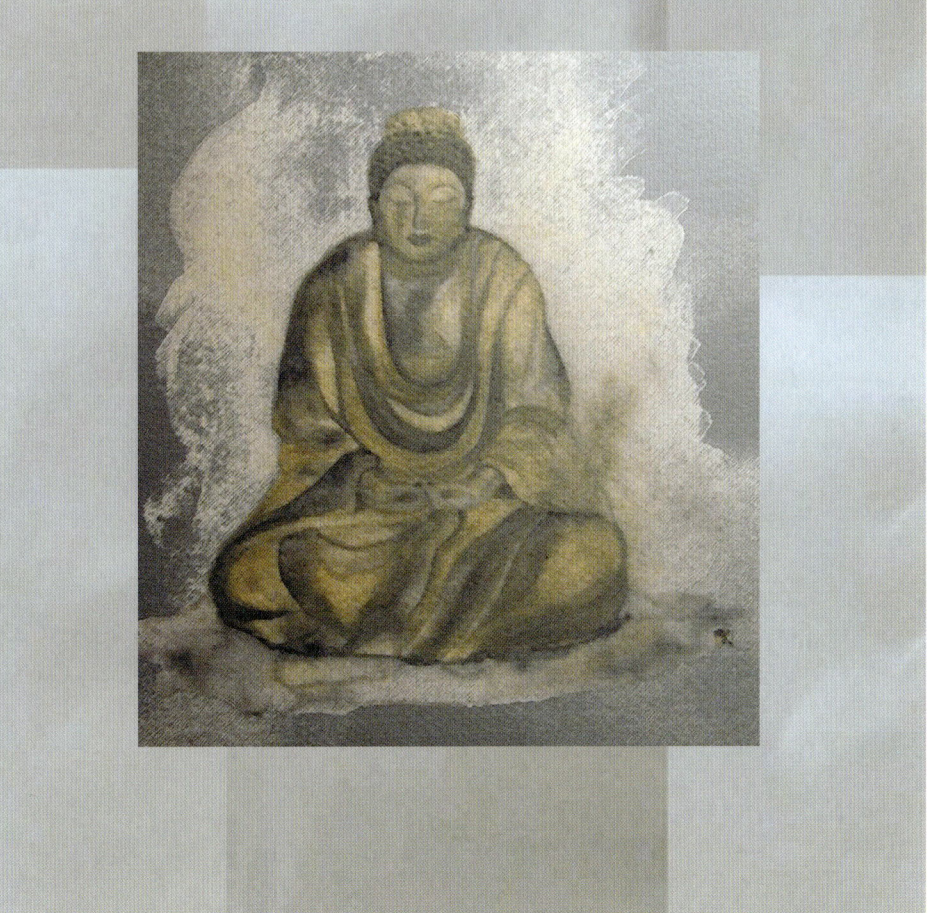

AUM ist das Symbol der Dreiheit des Universums

Wenn die Rast- und Ruhelosigkeit des täglichen Lebensstromes so an den Nerven zerrt, dass Unbehagen und Unausgeglichenheit an der Tagesordnung sind und Sie dabei sind, sich festzufahren, wird es höchste Zeit, dass Sie sich hin und wieder mit klarer Ausrichtung der Stille zuwenden.

AUM ist das Symbol der Dreiheit des Universums. Anfang und Ende ist in ihm vereint und alle Schwierigkeiten des Lebens verblassen vor der positiven Energie, die von diesem Zeichen ausgeht. Der Klang der ausgesprochenen Silbe schwingt als starke vereinigende integrative Kraft und hinterlässt Stille. Das ist ein fruchtbarer Boden für konstruktive Lösungen und neue Wege.

Wenn Sie also zu sich selbst kommen und einen Raum in Ihrem Inneren schaffen wollen, der neue Möglichkeiten entstehen lassen soll, dann lässt sich diese Absicht mit einem Räucherritual in die Tat umsetzen.

Vorgeschlagene Räucherstoffe

1. Eisenkraut (Verbena officinalis)
2. Eukalyptus (Eucalyptus globulus)
3. Sandelholz weiß (Santalum album)
4. Weihrauch (Boswellia serrata)
5. Vetiver (Vetiveria zizianoides)
6. Bernstein (Succinum)
7. Lorbeerblätter (Laurus nobilis)
8. Angelikawurzel (Angelica archangelica)
9. Copal (Protium copal)

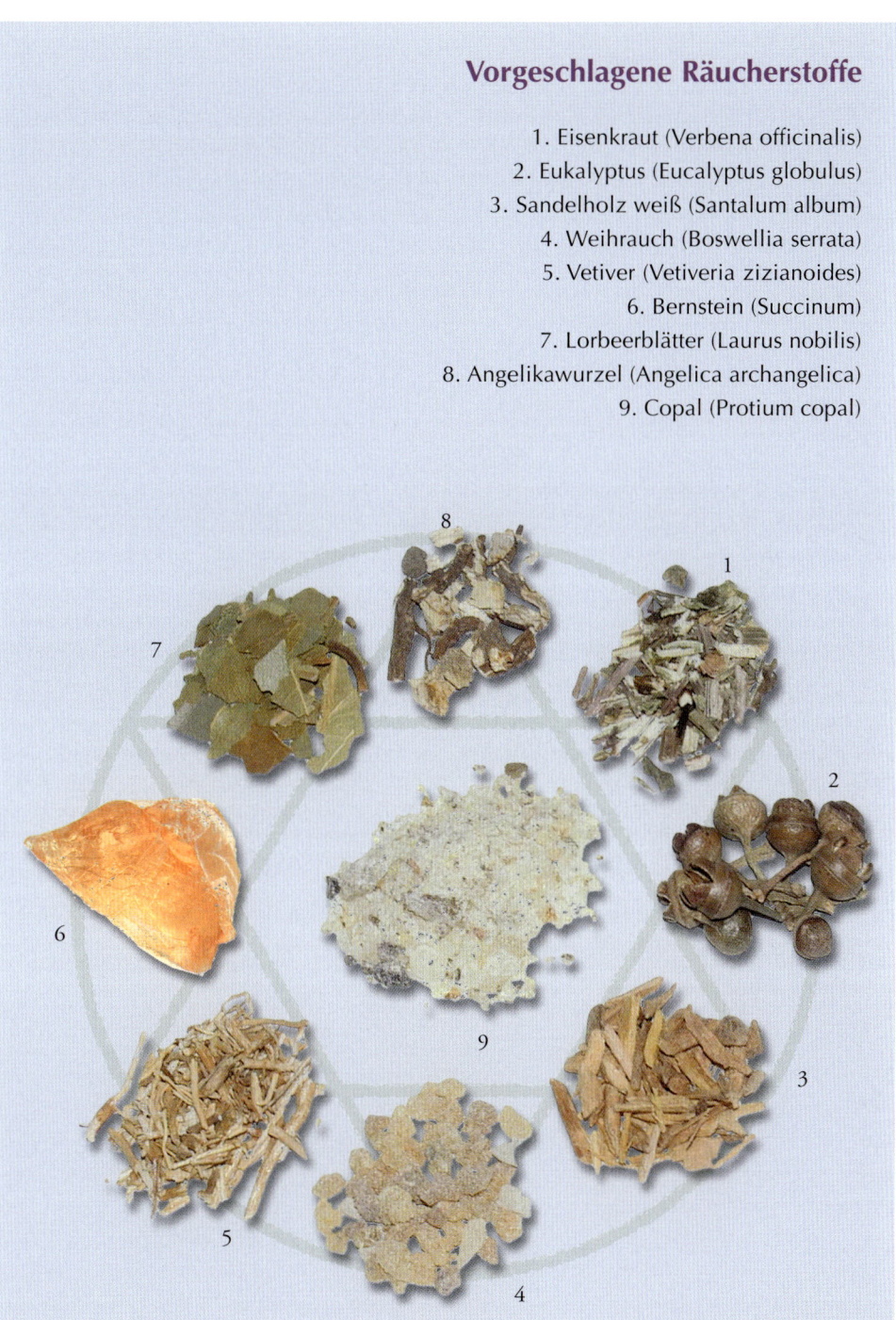

Die Vorbereitung und Auswahl der Räucherstoffe

Für dieses Ritual ist es von Vorteil, eine „ideale" Meditationsmischung aus den obigen Räucherstoffen herzustellen. Die Zusammenstellung machen Sie nach Ihren individuellen Vorlieben, rein intuitiv oder pendeln sie aus. Die Materialien werden sorgfältigst zerkleinert, gemörsert und gut gemischt. Durch die Vorbereitung mit Ihren eigenen Händen lassen Sie Ihre Absicht in die Mischung einfließen.

Meditation und Entspannung – das Ritual

Sie setzen sich kniend auf die Fersen oder in den Lotussitz, am besten mit Meditationskissen, vor Ihr Stövchen und entspannen sich.

Sie legen etwas von Ihrer Spezialmischung auf die Glut oder das Stövchen und lauschen dem Duft. Neuer Raum wird frei, wenn man sich des Ballasts entledigt, der sich angesammelt hat. Sobald ein störender oder abschweifender Gedanke auftaucht, wird er dem Feuer übergeben, um mit dem Pflanzenmaterial transformiert zu werden, und Sie lauschen wieder dem Duft, ohne etwas Bestimmtes zu denken oder zu wollen.

Wenn Sie ganz leer sind und nur vom Duft erfüllt, richten Sie die Achtsamkeit auf Ihren Herzschlag, bis Sie ihn ganz deutlich spüren. Es ist eine rhythmische Vibration, die sich durch den gesamten Körper fortsetzt.

Sie bleiben ganz in dieser körperlichen Wahrnehmung. Gleichzeitig beginnen Sie die Silbe A-U-M mit dem inneren Ohr zu hören. Der Klang und der Herzrhythmus verbinden sich miteinander und werden eins. Diesen Zustand halten Sie, solange es Ihnen möglich ist. Zuletzt lauschen Sie nur noch auf den Nachhall, bis vollkommene Stille herrscht. Tiefe Entspannung und totale Ruhe stellen sich ein. In dieser Stille sind wir vereint mit der Quelle der Inspiration.

Schutz

und

Hilfe

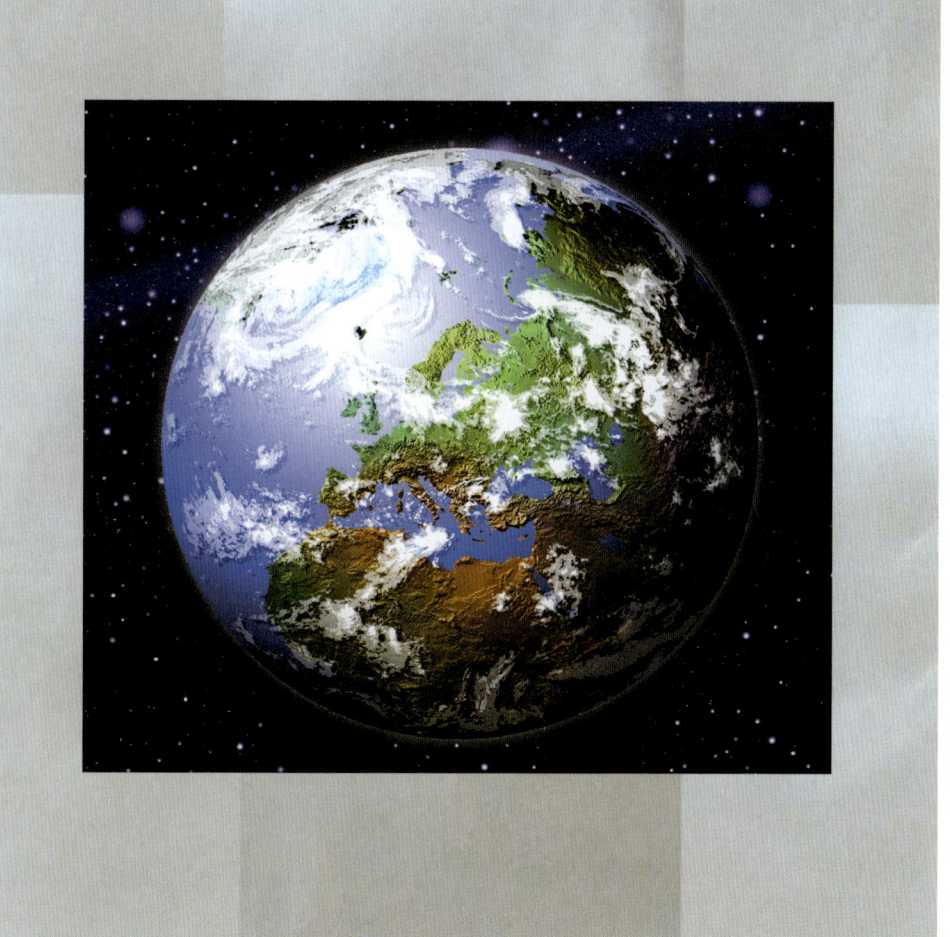

Gott erfährt die Welt durch des Menschen Auge

Umsorgt zu sein, sich behütet fühlen, einfach *gesehen* zu werden, ist ein zutiefst menschliches Bedürfnis. Manchmal mag das Leben einem so erscheinen, als sei man wehrlos in der Wildnis ausgesetzt und auf weiter Flur ganz allein. Fressen oder gefressen werden heißt die Spielregel, der wir uns unter dem Eindruck dieser Illusion ausgeliefert sehen. Da passt das Bild von Sündenfall und Vertreibung aus dem Paradies. Die Illusion muss ja auch so überzeugend wie möglich sein, gilt es doch, die eigene Verantwortung als schöpferisches Wesen unter diesen besonderen Umständen zu entwickeln.

Das Ritual unter der ägyptischen Symbolik „Utchat" (Auge des Horus) baut auf den allgegenwärtigen Schutz und die Präsenz der spirituellen Welt auf, aus der wir jederzeit Hilfe bekommen können, wenn wir den Kontakt herstellen. Entscheidend ist unsere eigene Bereitschaft, diese Möglichkeit zu sehen. Das zeigt uns im Umkehrschluss, dass wir in dem Maße gesehen werden, wie wir uns selbst erkennen. Eine spirituelle Weisheit sagt:

Gott erfährt die Welt durch des Menschen Auge.

Demnach finden wir den Kontakt zum Himmel in uns selbst. Ein Räucherritual kann diese Kontaktaufnahme ganz entscheidend unterstützen.

Vorgeschlagene Räucherstoffe

1. Alant (Inula helenium)
2. Fenchel (Foeniculum vulgare)
3. Fichtenharz (Picea abies)
4. Dammar (Canarium strictum)
5. Myrtenblätter (Myrtus communis)
6. Sandarak (Tetraclinis articulata)
7. Rosmarin (Rosmarinus officinalis)
8. Tolubalsam (Myroxylon balsamum)
9. Sternanis (Illicum verum)

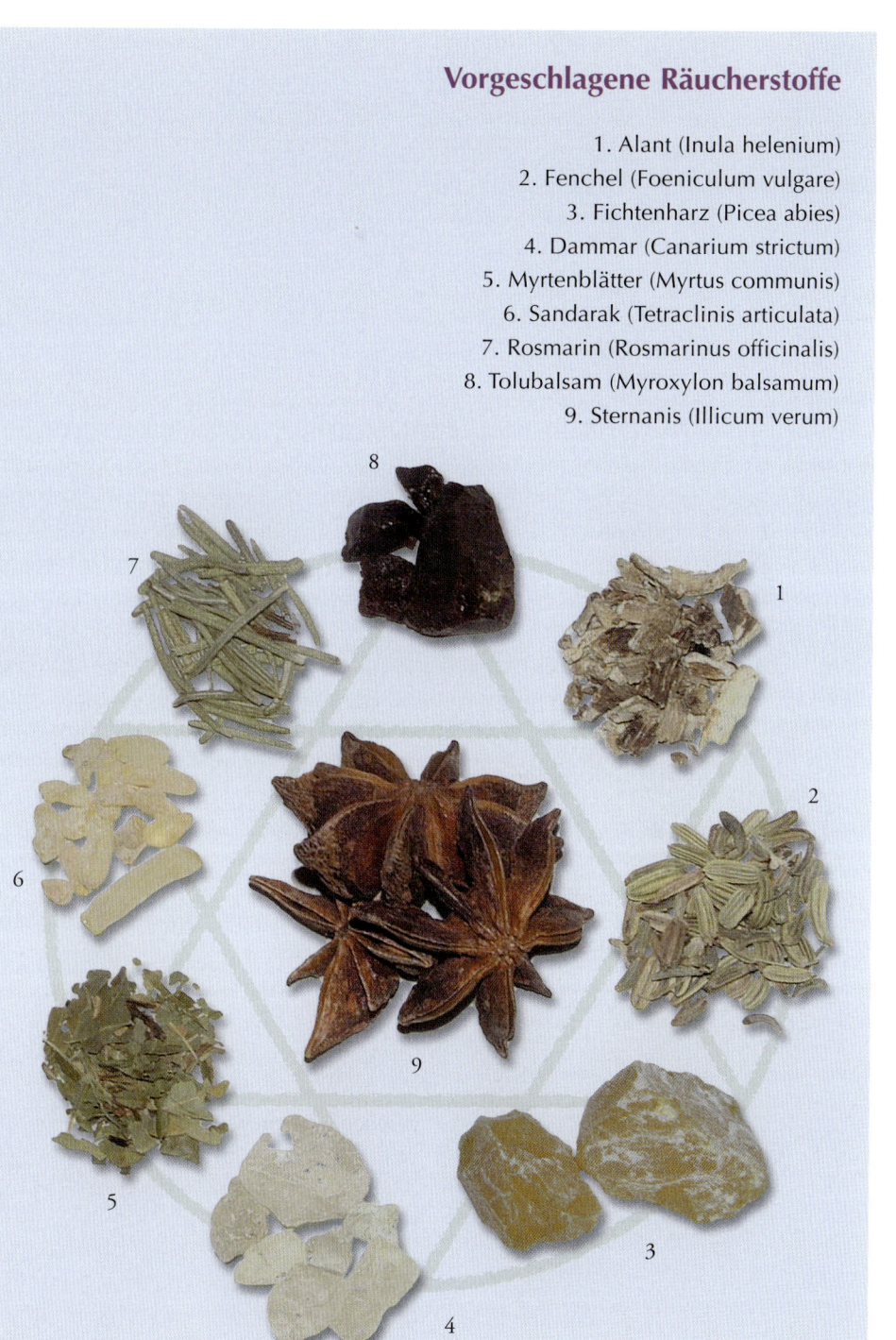

Die Vorbereitung und Auswahl der Räucherstoffe

Es ist sicher von Vorteil, die vorgeschlagenen Stoffe zunächst einzeln zu räuchern und persönlich auszuprobieren. Es werden drei Stoffe ausgesucht, mit denen dieses Ritual durchgeführt wird.

Schutz und Hilfe – das Ritual

Die Frage des Vertrauens ist ganz wesentlich bei dieser rituellen Handlung. Es geht darum, den Moment zu nutzen, um den eigenen Mittelpunkt aufzusuchen, denn aus ihm fließt das Urvertrauen, das so wesentlich für unser „Aufgehoben-Sein" ist.

Darf ich so sein, wie ich bin? Mit dieser Frage sollte das Ritual begonnen werden.

Ich spüre in meinem Inneren nach, an welcher Stelle sich der Engpass zeigt.

Welche Situationen sind mir unangenehm, weil ich meine, dem nicht zu genügen, was von mir verlangt wird? Gegen was glaube ich mich schützen zu müssen? Wovor habe ich Angst?

Wir suchen uns den ersten Räucherstoff aus, zu dem es uns hinzieht, und legen ihn auf die Glut oder das Stövchen. Dabei stellen wir uns vor, wie das Feuer dieses Thema verwandelt und der duftende Rauch das Vertrauen zum Ausdruck bringt, das sich nun anstelle der Furcht ausbreitet. Damit bin ich meinem Mittelpunkt einen Schritt näher gekommen.

Mit dem nächsten Stoff verbinde ich die Dunkelheit der begrenzten Vorstellung, wie sie durch das Feuer zu Licht transformiert wird, und spüre dem Lichthaften im Duft nach, wie es Ruhe und Gelassenheit auslöst und das Illusionäre der Bedrohung entlarvt. Diese Phase schenkt mir eine sichere Position in meiner Mitte.

Der dritte Stoff steht für meine Gebundenheit, die im aromatischen Rauch zu Unabhängigkeit und Freiheit verwandelt wird. Ich lasse mich in diese Wahrnehmung hineinfallen und spüre, wie mich eine machtvolle Leichtigkeit erfüllt, aus der heraus natürliches und freudvolles Sein in mir aufsteigt. So bin ich mit der spirituellen Welt verbunden und daraus lässt sich neue Energie schöpfen.

Weisheit

und

Heilung

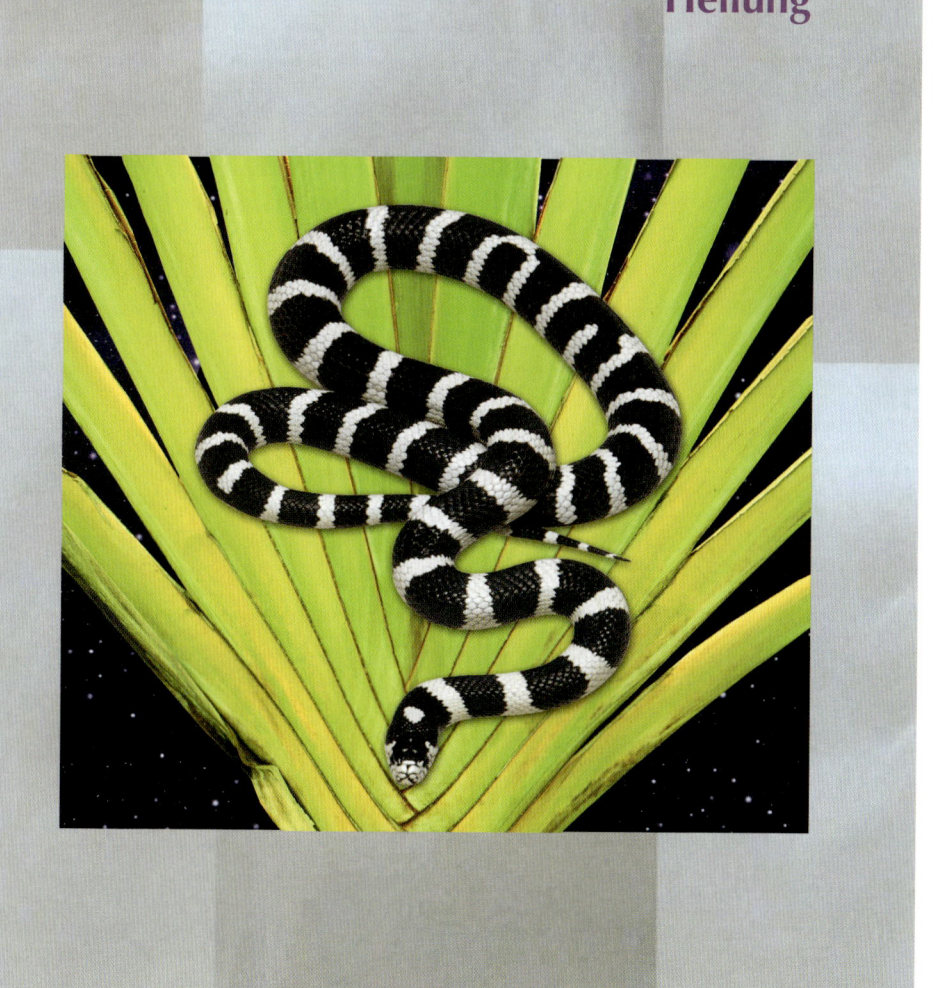

Wir sind der Regisseur auf unserer Lebensbühne

Bei der Geburt erleben wir ein Trauma, das der Vertreibung aus dem Paradies gleicht. Wir erfahren Trennung. In der Folge entsteht immer wieder irgendeine Art von Mangel. Wir frieren, haben Hunger, Durst oder erleiden Schmerzen. Diese Erfahrungen lassen unterschiedlichste Strategien der Abwehr und Vermeidung entstehen, weil der geschützte Raum uns ungeschützt erscheint. Wir vergessen dabei, wie es war, ein Teil des Ganzen im Schoße der Mutter zu sein.

Wenn wir an den Mangel glauben, dann beginnt das geistige Gift zu wirken. Wir verfallen seinem Einfluss, gebannt von der Angst erstarren wir und werden immer bewegungsloser. Die Lebensentfaltung ist zunächst behindert und zuletzt blockiert.

Wenn ich glaube, nicht schön, reich, intelligent, begabt genug, zu dick, zu unwichtig oder zu schwach, eben einfach unfähig zu sein, eine Veränderung zu bewirken, dann ist dies ein klares Symptom für eine solche Vergiftung. Depressive Zustände, Unruhe oder Hoffnungslosigkeit breiten sich aus. Phantome der Wert- und Sinnlosigkeit, die nur zur Verzweiflung führen können, beherrschen die Wahrnehmung.

Wenn wir erkennen, dass wir selbst der Regisseur auf unserer Lebensbühne sind, wenn wir spüren, dass wir ebenso die Schlange sind wie das Kaninchen, das von ihr hypnotisiert wird, dann kann die Gegenwirkung einsetzen. Weisheit folgt dem Wissen um die Einheit aller Dinge. Weisheit und Heilung sind unmittelbar miteinander verbunden. Heilung bedeutet auch, eine optimistische Haltung hinsichtlich meiner Möglichkeiten in dem Wissen einnehmen zu können, dass grundsätzlich alle Möglichkeiten für mich offen stehen. Das Ritual ist also darauf ausgerichtet, eine ruhige und zuversichtliche Haltung im Hinblick auf das Kommende zu erzeugen.

Vorgeschlagene Räucherstoffe

1. Kalmuswurzel (Acorus calamus)
2. Kiefernharz (Pinus sylvestris)
3. Himalaya-Wacholder (Juniperus macropoda)
4. Guggul (Commiphora mukul)
5. Lorbeerblätter (Laurus nobilis)
6. Myrrhe (Commiphora abyssinica)
7. Patchouli (Pogostemon patchouli)
8. Mastix (Pistacia lenticus)
9. Sandelholz rot (Pterocarpus santalinus)

Die Vorbereitung und Auswahl der Räucherstoffe

Probieren Sie zunächst auf dem Räucherstövchen aus, welche der vorgeschlagenen Stoffe für Sie angenehm sind, denn Sie können sich nur dem öffnen, wofür eine innere Akzeptanz vorhanden ist. Die Weisheit liegt in der Erkenntnis, dass alles gut ist, wie es ist. Sie akzeptieren die Ablehnung also ebenso wie die Aufgeschlossenheit.

Sie horchen einfach nach innen und suchen die Stoffe aus, die Sie positiv ansprechen. Diese Stoffe legen Sie sich vielleicht in einer Reihenfolge zurecht, die eine stetige Steigerung des Wohlgefühls verspricht: das Mäßige am Anfang und das Beste am Schluss.

Weisheit und Heilung – das Ritual

Machen Sie es sich bequem und legen Sie sich eine Feder zum Fächeln des Räucherdufts zurecht.

Zur Einstimmung auf diese Heilungszeremonie ist es hilfreich, darüber nachzusinnen, wofür die Kraft, die Sie mit dieser rituellen Handlung erzeugen wollen, nötig ist. Welche Vorstellung steht der Entfaltung Ihrer Lebensenergie im Wege?

Je klarer Sie sich über die begrenzenden Zusammenhänge sind, desto deutlicher können Sie dem Wunsch nach Veränderung Gestalt und Ausdruck verleihen.

Fühlen Sie auch in Ihr Herz hinein, wo sich die Not befindet, die mit dieser Begrenzung korrespondiert, und atmen Sie mehrmals tief ein. Beim Ausatmen spüren Sie in den Körper, ob es irgendwo Anspannung oder Enge gibt.

Finden Sie jetzt eine Affirmation, das heißt, eine unterstützende, positive Aussage über sich selbst. Wenn Sie Zweifel an Ihrer Wertigkeit oder Leistungsfähigkeit haben, dann wäre der Satz: „Ich bin stark und mein Beitrag ist wichtig", eine passende Affirmation. Bringen Sie Ihre Aussage mit dem ersten Räucherstoff in Verbindung und legen Sie eine Prise davon auf das Stövchen. Fächeln Sie sich den Duft zu, während Sie ihn mit der Affirmation in Ihrer Vorstellung verschmelzen lassen. Das wird Sie nähren und motivieren.

Nach einigen Minuten wiederholen Sie diesen Vorgang mit dem nächsten Räucherstoff in Verbindung mit einer weiteren oder vertiefenden positiven Aussage über sich selbst. Setzen Sie dies mit allen Stoffen fort, die Sie sich zurechtgelegt haben.

Vergessen Sie nicht, sich gegenüber den Pflanzenkräften liebevoll und dankbar zu zeigen, wenn Sie das Ritual mit stiller Einkehr abschließen. Die Wirkung dieses Rituals wird nicht lange auf sich warten lassen.

Kraft

und

Lebensmut

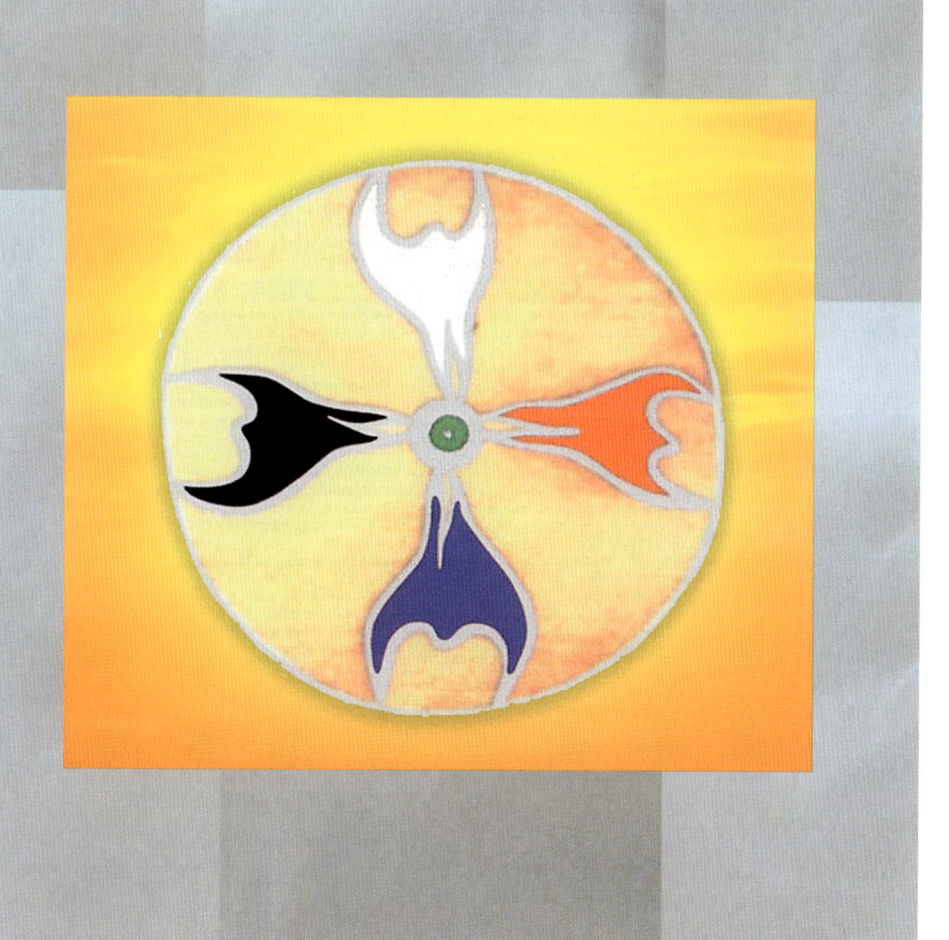

Nährboden für Phantome

In jedem von uns lebt ein Schamane, ein innerer Heiler, der dem Einfluss unerwünschter Energien entgegentritt. Dies ist eine Form von Krankheitsbekämpfung, die alle Ebenen der Erfahrung einbezieht.

Krankheit kann als Ausdruck einer versagenden Abwehr gesehen werden. In der Bereitschaft, Negatives anzunehmen, zeigt sich die Schwäche. Der eine ist für einen Virus – welcher Art auch immer – anfällig und der andere nicht. Ebenso verhält es sich mit dem „bösen Blick", Voodoo oder sonstigem schwarzmagischem Zauber. Die Beziehung zwischen Macht und Angst wird dabei deutlich: Beide potenzieren sich gegenseitig. Das ist der Nährboden für Phantome, die sich in dieser Konstellation bilden. Man kann nur dann von etwas beherrscht werden, wenn man an diese Möglichkeit glaubt. Eine vertrauensvolle innere Haltung kann einen kraftvollen Schutzschild aufbauen, an dem eine derartige Einflussnahme abprallt.

Die innere Kraftquelle, unseren inneren Heiler, gilt es also unter dieser rituellen Symbolik zu aktivieren. Es handelt sich dabei um einen essenziellen Kontakt, der uns mit dem universellen Licht verbindet und dadurch den Schatten der Polarität offenbar werden lässt.

Vorgeschlagene Räucherstoffe

1. Muskatnuss (Myristica fragrans)
2. Galbanum-Resinoid (Ferula galbaniflua)
3. Copal (Protium copal)
4. Damiana (Turnera diffusa)
5. Steppenraute (Peganum harmala)
6. Erdrauch (Fumaria officinalis)
7. Guajakholz (Guajacum officinale)
8. Fichtenharz (Picea abies)
9. Präriebeifuß (Artemisia tridentata)

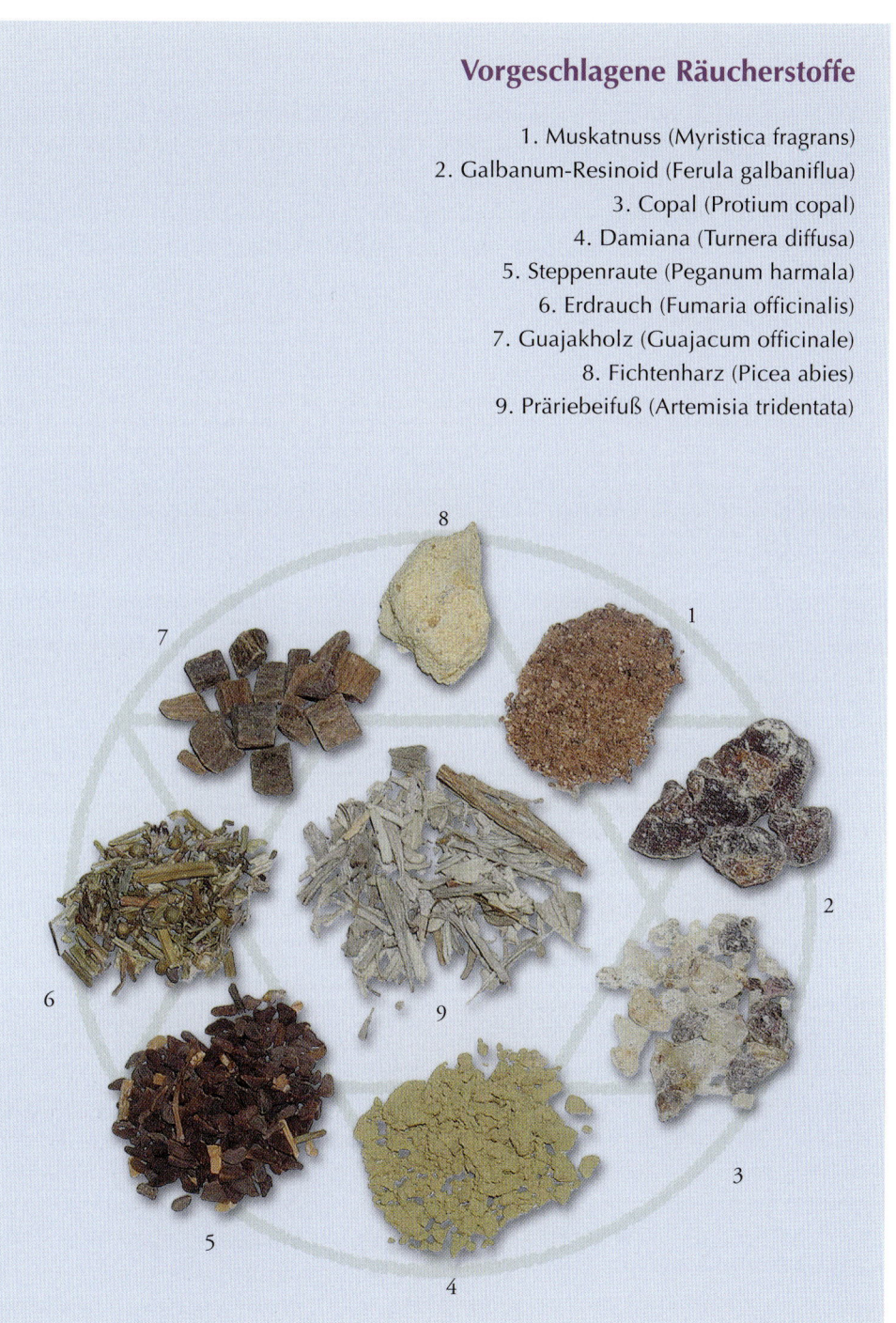

Die Vorbereitung und Auswahl der Räucherstoffe

Teilweise handelt es sich hier um sehr kräftige Stoffe (Präriebeifuß, Muskatnuss, Steppenraute), die eine ganz spezielle Charakteristik aufweisen. Probieren Sie deshalb unbedingt, für welche Sie offen sind. Das zeigt immer sehr deutlich, wo die Schwäche zu suchen ist. Im Kapitel „Konturen der Räucherstoffe" finden Sie die entsprechenden Hinweise. Die Materialien können in einem Zyklus geräuchert werden, denn auf diese Weise werden alle hilfreichen Aspekte zur Abwehr integriert.

Kraft und Lebensmut – das Ritual

Bereiten Sie den Platz für das Räucherritual sorgfältig vor. Wer mag, kann sich einen kleinen Altar herrichten. In jedem Falle ist es sinnvoll, Symbole für die vier Elemente Feuer, Erde, Wasser, Luft einzubeziehen und mit gerader innerer Ausrichtung um die Unterstützung der ihnen zugehörigen Wesenheiten zu bitten. Dieser Platz sollte für das Ritual öfter aufgesucht werden. Er wird in zunehmendem Maße die Entstehung der fehlenden Qualitäten fördern.

Für jeden der aromatischen Räucherstoffe suchen Sie sich eine Qualität, wie Mut, Stärke, Ausdauer, Initiative, Durchsetzungsfähigkeit, Achtsamkeit oder ein großes Herz – je nachdem, wie die persönliche Reaktion auf den Duft ist. Es geht darum, immer das zu finden, was passt, um den essenziellen Kontakt dort herzustellen, wo der Fluss der Energie möglicherweise blockiert ist, weil etwas fehlt. Die Qualität soll möglichst eine Lücke schließen.

Sie zünden das Räucherstövchen an und legen den ersten Stoff auf das Sieb, während Sie sich die Qualität vergegenwärtigen, die er für Sie repräsentiert.

Sie schließen die Augen, konzentrieren sich ganz auf den Atem. Durch die Nase ziehen Sie ihn ein und durch den Mund atmen Sie wieder aus. Sie öffnen sich über das Fließen der Luft und den Rhythmus der Atemzüge Ihrer inneren Welt. Mit jedem Atemzug fließt die fehlende Qualität in Sie ein.

Nach drei bis fünf Minuten legen Sie den nächsten Stoff dazu und wiederholen den Prozess mit der nächsten Qualität.

Wenn alle für den Zyklus vorbereiteten Räucherstoffe gemeinsam auf dem Sieb liegen, dann machen Sie sich innerlich ganz leer und lassen ein Licht im Herzen entstehen, das sich immer mehr ausbreitet, bis es Ihr ganzes Inneres erfüllt.

Sie beginnen über die Begrenzung Ihres Körpers hinauszustrahlen und stellen sich vor, dass dieses Licht in die ganze Welt hinaus strahlt.

Mit diesem Bild bleiben Sie noch eine Weile sitzen, bevor Sie das Ritual in Dankbarkeit beenden. Die Veränderung ist deutlich spürbar, wenn sich das Gefühl totalen Vertrauens ausbreitet. Das ist die Ebene, wo Ihr innerer Heiler wirkt.

Energie

und

Transformation

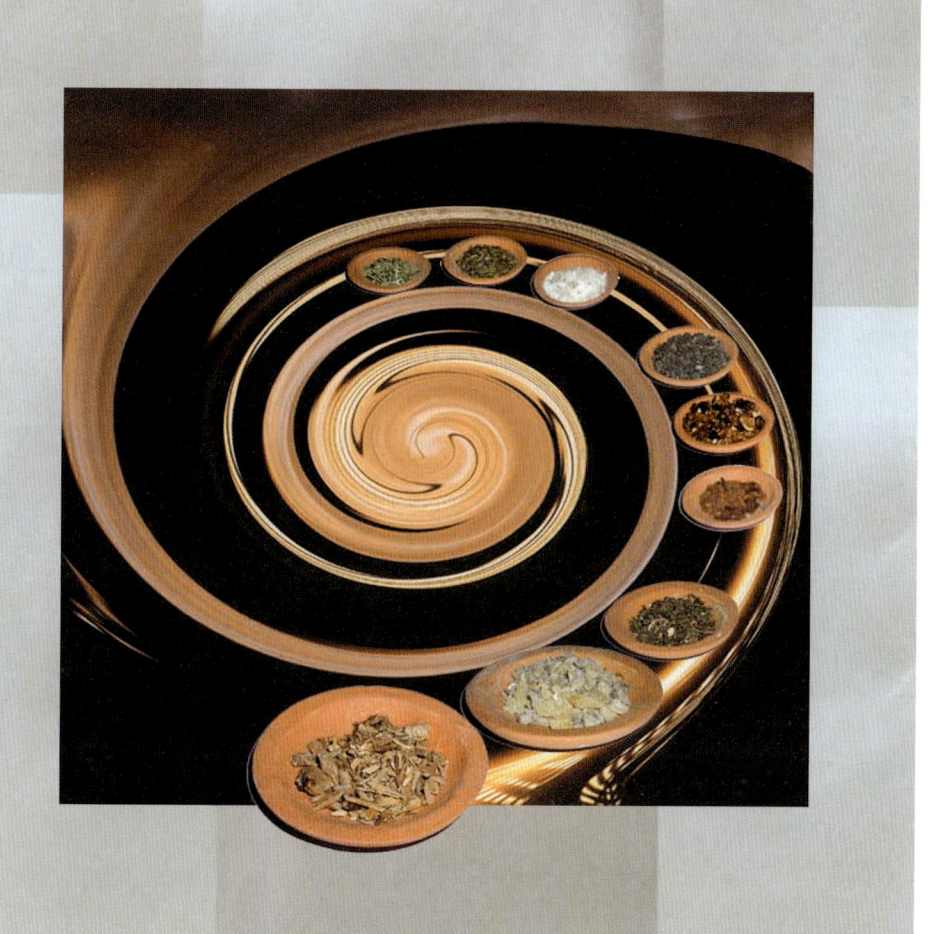

Stufen des Werdens

Ein Prozess, der neun Stufen durchläuft, erreicht eine veränderte Form des Seins. So wie der Fötus neun Monate im Schoß der Mutter heranwächst, gibt es neun Stufen des Werdens. Es sind neun Aspekte, die im Flusse miteinander agieren und gemeinsam einen Pendelschlag der großen kosmischen Uhr bilden. Wenn diese neun Stufen in ritueller Weise durchschritten werden, wird damit symbolisch ein Zyklus zum Abschluss gebracht und energetisch ein Transformationsimpuls erzeugt. Das kann muntere Bewegung dort erzeugen, wo Stillstand zum Problem wurde, oder wohltuende Stille entstehen lassen, wo Hyperaktivität die Befindlichkeit belastet. In jedem Falle werden bei festgefahrenen Zuständen neue Perspektiven möglich.

Das Enneagramm symbolisiert einen solchen Zyklus. Es setzt sich aus dem sich ewig wiederholenden Prinzip (das periodische Gesetz der Sieben)[1] und dem Dreieck als Prinzip der Entstehung allen Lebens zusammen. Einmal um den Kreis herumzugehen bedeutet, symbolisch einen geschlossenen Prozess durchzuführen und ihn damit in seiner ganzen Kraft erstrahlen zu lassen. Es ist auch eine Möglichkeit, Vitalität zu erzeugen, die dann zur Verfügung steht, um sie für unterschiedlichste Vorhaben einzusetzen.

---

1 Vgl. Kinkele, „Spirituelles Räuchern", Seite 126, Windpferd Verlag, Aitrang 2000

Vorgeschlagene Räucherstoffe

1. Lebensbaum (Thuja occidentalis)
2. Sternanis (Illicum verum)
3. Opoponax (Commiphora erythraea)
4. Moschuskörner (Hibiscus abelmoschus)
5. Dammar (Canarium strictum)
6. Himalaya-Wacholder (Juniperus macropoda)
7. Rosmarin (Rosmarinus officinalis)
8. Weihrauch (Boswellia carteri)
9. Sandelholz weiß (Santalum album)

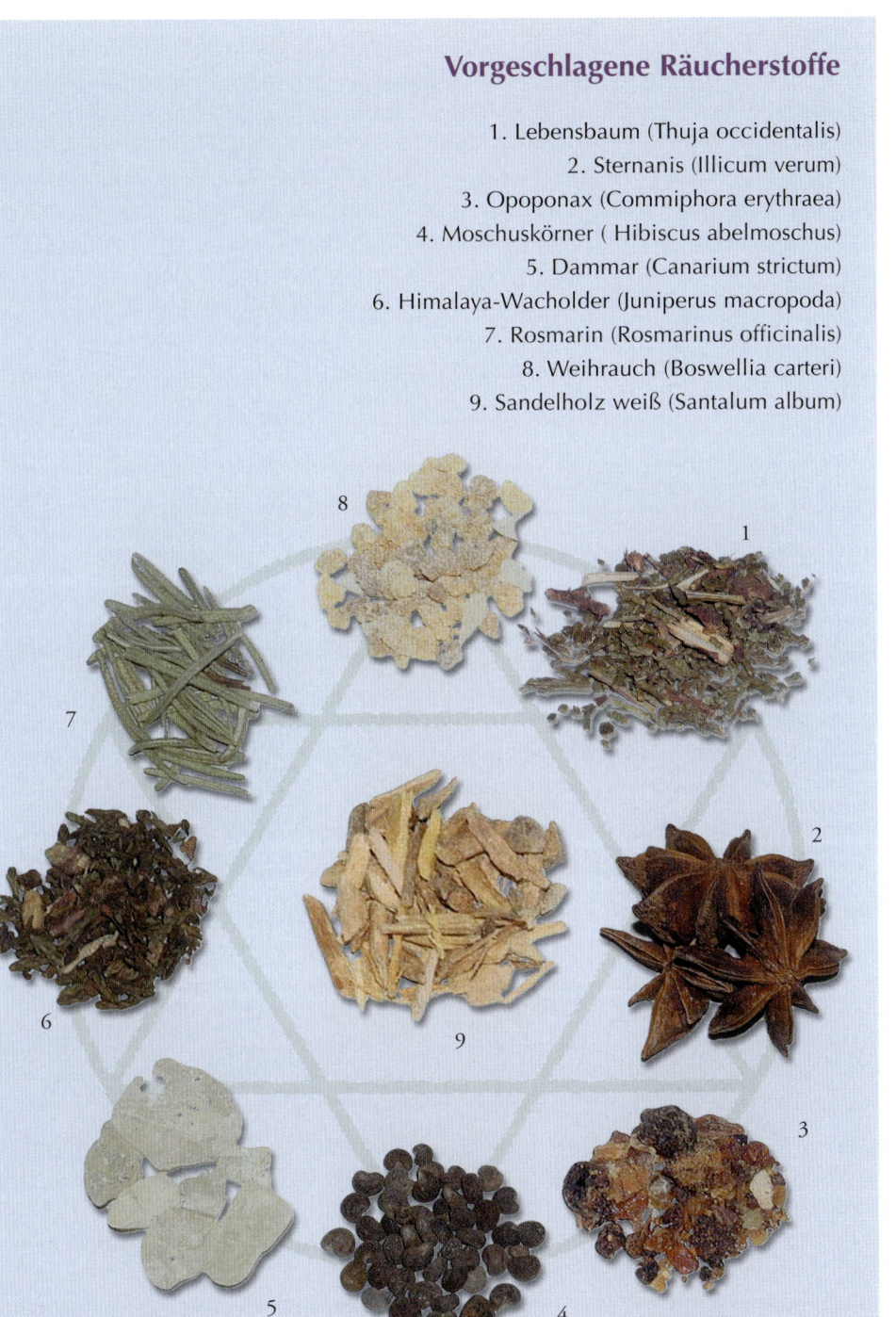

Die Vorbereitung der Räucherstoffe

Alle neun Räucherstoffe werden in der oben angegebenen Reihenfolge chronologisch nacheinander im Kreis um das Räucherstövchen herum angeordnet. Es empfiehlt sich, sie in kleine Tonschälchen oder etwas Ähnliches zu geben, sodass man leicht eine Prise entnehmen kann. Wir bilden drei Gruppen mit je drei Stoffen. 8/9/1 ist die Körpergruppe, 2/3/4 ist die Gefühlsgruppe und 5/6/7 ist die Geistgruppe. Nach Möglichkeit sollte eine Feder zum Verwedeln des Rauches zur Verfügung stehen. Es könnte auch sinnvoll sein, Bleistift und Papier bereitzulegen, um sich Notizen zu machen. Alle neun Stoffe werden während des Rituals nacheinander auf das Stövchen gegeben. Sie werden feststellen, dass immer der neu dazugelegte Aromastoff für etwa 3 Minuten ganz allein im Vordergrund steht, bevor er sich in die Komposition einfügt.

Energie und Transformation – das Ritual

Dieses Ritual kann man wunderbar alleine durchführen; es lässt sich aber ebenso zu zweit oder mit einer Gruppe veranstalten. Wir entzünden feierlich das Kerzenlicht im Räucherstövchen und schließen für einen Moment die Augen, um uns zu sammeln.

Wir konzentrieren uns ganz auf den Körper und dessen Reaktion, wenn der erste Stoff der Körpergruppe aufgelegt wird. Wenn ich allein bin, dann versuche ich, meine Reaktion in einen Begriff oder zwei, drei Worte zu fassen, die ich mir gegebenenfalls notiere. In einer Gruppe bringt jeder im Kreis nacheinander seine Empfindung von dem Duft zum Ausdruck. Jede Assoziation ist erlaubt und es wird kein Kommentar von den Zuhörenden abgegeben, sondern andächtig gelauscht. **Weihrauch**, der Stoff mit der uralten Geschichte menschlicher Kultur und seinem Entstehen unter dem Einfluss extremster Sonneneinstrahlung in weitgehend lebensfeindlicher Umgebung. Wie kontrovers sind da die Reaktionen der Menschen.

Der zweite Stoff wird dazugegeben. **Sandelholz**, der auf der ganzen Welt beliebte balsamische Duft mit seinem einschmiegsamen Charakter, der sich schnell anpassend in alle Verbindungen schleicht und untergründig wirkt. Wir spüren aber auch, wie er mit männlicher Standhaftigkeit erdet und zentriert. Danach der dritte Stoff, **Lebensbaum**, ernst und dunkel, wie er mit Strenge auftritt und Klarheit verlangt. Eine mahnende Stimme, die für kritische Achtsamkeit und Sparsamkeit im Umgang mit den Ressourcen plädiert.

Jedes Mal wird, wie oben beschrieben, die Resonanz auf diese Dufteindrücke gesammelt. Nachdem alle drei Körperstoffe auf diese Weise auf das Feuer gekommen sind, gehen wir in die Vorstellung, dass diese drei Stoffe für Ich-Kraft und Durchsetzungsfähigkeit stehen und erleben damit, wie wir selbst unseren Raum einnehmen. Wie haben wir die Dufteindrücke der Körperebene insgesamt erlebt? War die Empfindung eher schwierig oder eindeutig positiv?

Jetzt sammeln wir uns wieder für einen Augenblick, bevor wir uns auf die Herzensebene begeben und dem nachspüren, was wir *fühlen*.

Sternanis wird aufgelegt. Der süße Hauch, der so verlockend das innere Kind umgarnt, wenn es sich nicht voller Misstrauen dagegen abschottet, entfaltet seine tröstende Kraft. Wir lassen uns fallen, wenn wir es können. Was fühlen wir, wenn wir es nicht können?

Danach folgt **Opoponax**, auch die *duftende Myrrhe* genannt. Die ausgleichende, harmonisierende Eleganz lässt das weibliche Element aufleben. Dem Eindruck von Fruchtbarkeit und Heilung sowie sinnesstärkenden Qualitäten wird nachgespürt.

Nun führen uns die **Moschuskörner** in die Katakomben der Lust. Mit dem dunklen Schleier der Unergründlichkeit schafft ihr Räucherduft eine Stimmung, die fasziniert und gleichzeitig in brenzlige Bereiche ausschwingen kann.

Wir sammeln unsere Eindrücke und vergegenwärtigen uns die Ebene der Verschmelzung, Partnerschaft und Herzensöffnung, wofür diese Düfte einen Schlüssel darstellen. Wie offen wir für die energetischen Impulse dieser Erfahrungsebene sind, zeigt sich an unserer Empfänglichkeit für die Düfte.

Bevor wir in den dritten Teil, die Mentalebene, gehen, konzentrieren wir uns auf die Stille in uns.

Wir sammeln uns oberhalb der Nasenwurzel am „Dritten Auge" und legen **Dammar** auf

das Stövchen. Der lichthafte helle Glanz dieses Duftes verbreitet sich außerordentlich schnell. Leicht und fein öffnet er die geistigen Pforten und lässt die Gedanken fliegen. Wenn dann als nächstes der **Himalaya-Wacholder** seine erhabene Präsenz entfaltet, dann gilt es, sich ehrfurchtsvoll diesem Eindruck hinzugeben und die geistige Führung dieser starken Kraft anzunehmen.

Den Abschluss bildet der vielseitige **Rosmarin**. Die lustige, lebensfrohe Ausstrahlung seines Aromas lässt uns einen optimistischen Ausklang mit vielen neuen Möglichkeiten vorausssehen.

Wieder ziehen wir ein Resümee, welche Tendenz wir in unserer Reaktion auf die mentale Ebene verzeichnen konnten. Wie offen sind wir für die Düfte dieser Ebene?

Der Kreis wird nunmehr sowohl in uns selbst als auch innerhalb der Gruppe geschlossen. Wir spüren in das Duftresultat dieses Rituals hinein und danken den Kräften, die sich für uns manifestiert haben. Jetzt sind wir offen für viele verschiedene Möglichkeiten der Arbeit an uns selbst und es wird uns leichter fallen, das zu tun, wovon wir wissen, dass es wichtig für uns ist.

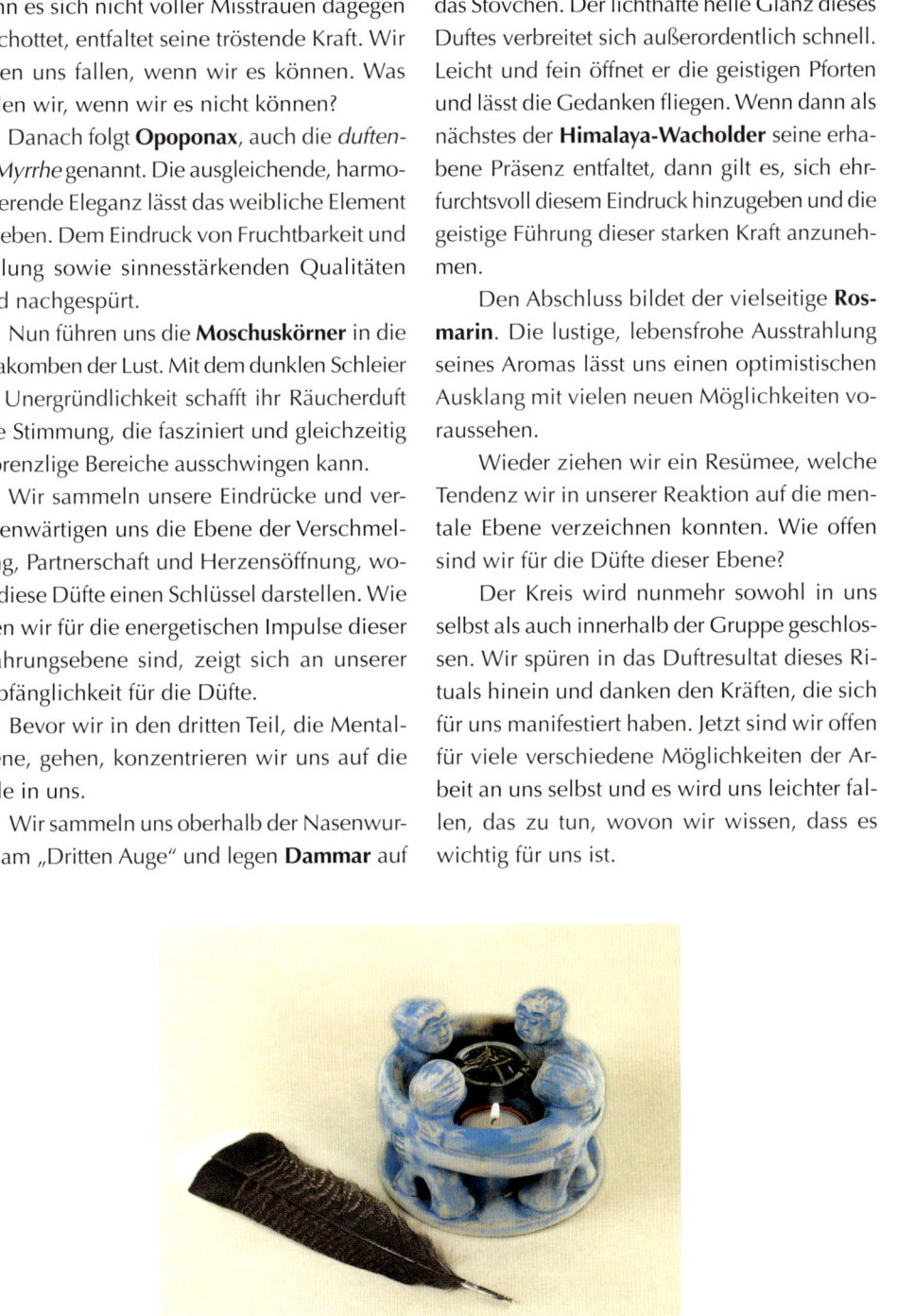

Konturen der Räucherstoffe
Die verschiedenen Wahrnehmungsebenen der Räucherstoffe

Die Beschreibungen der aromatischen Harze, Hölzer, Wurzeln, Kräuter, Saaten, Blätter und Blüten mögen dazu dienen, mental den Kontakt zur Welt der Räucherdüfte herstellen zu können. Sie umfassen das stoffliche Erscheinungsbild des Materials, botanische Fakten der Aromapflanze, traditionelle Zusammenhänge des Gebrauchs in bestimmten Kulturen sowie persönliche Duftempfindungen, Bilder, Ideen und Vorschläge für die Verwendung. Als Gesamteindruck soll diese Information ein Portrait des Räucherstoffes übermitteln, das Sie dann mit Ihrer eigenen sinnlichen Erfahrung um den wesentlichen Faktor ergänzen können.

Für den Zugriff auf diese Informationen haben Sie verschiedene Möglichkeiten:

Hinweise für den Schwerpunkt beim Räuchern

Wenn Sie bestimmte Stoffe ganz gezielt suchen, dann finden Sie nachfolgend die Beschreibungen alphabetisch geordnet nach der am häufigsten verwendeten Bezeichnung.

Im Anhang finden Sie ein Register der Sorten nach botanischen Namen geordnet. Sie finden dort weiterhin eine Stoffzuordnung nach Stichworten aus der traditionellen Verwendung sowie ein Register der Duftbotschaften nach elementaren Kräften geordnet. Damit können Sie Ihre Auswahl zusätzlich auch nach Wahrnehmungs-Schwerpunkt und Duftbotschaft treffen.

Die vier Elementarkräfte

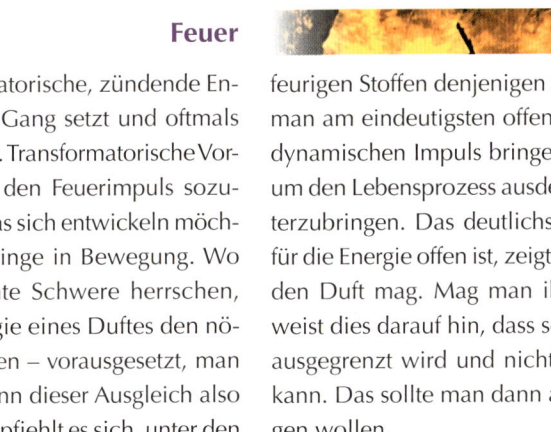

Die Aromapflanzen sind den vier Elementen Feuer, Erde, Wasser, Luft farblich zugeordnet. Das Motiv am Rand der Buchseite weist darauf hin, welche elementare Kraft im Vordergrund der Seelenwirkung steht. Die Grundstruktur der Zuordnung ist angelehnt an den „Archetypischen Duftkreis" nach Martin Henglein. Wenn Sie also ein Anliegen haben, für dessen Bearbeitung die Elementarkraft der Pflanze hinzugezogen werden soll, können Sie zunächst entscheiden, auf welcher elementaren Ebene Sie Unterstützung suchen wollen. Der archetypische Duftkreis entspricht dem Jahreskreislauf, wie er die Lebensentfaltung in der Pflanzenwelt bestimmt. Dem Zeitpunkt des frühlingshaften Erwachens folgt das Sichausdehnen im Lebensraum als Wurzel und Keim (Feuer). Wenn die Blütezeit mit höchstmöglicher Kommunikation und Befruchtung stattfindet, ist es Sommer und wir haben den höchsten Sonnenstand (Luft). Die Bildung der Frucht und die Zeit der Ernte steht für den sinkenden Sonnenstand und die Fülle und Schönheit des Herbstes (Wasser). Die Vorbereitung für den Winter erfolgt mit dem Rückzug der Pflanzenwelt in das Erdinnere und in den Schlaf (Erde). Welche elementare Kraft bei der jeweiligen Aromapflanze vorherrscht, hat Einfluss auf die Befindlichkeit des Menschen. Welche Resonanz wir bei unserer Sinnesreaktion auf ebendiese Charakteristik zeigen, ist ein sehr authentischer Hinweis, wie wir ebendiese elementare Kraft zu leben in der Lage sind. Wir sollten uns immer auf eine innere Zwiesprache mit dem Duft einlassen und versuchen, genau zu ergründen, wie wir uns dabei fühlen.

Feuer

Feuer steht für die initiatorische, zündende Energie, die Prozesse in Gang setzt und oftmals Verwandlung erzwingt. Transformatorische Vorgänge erhalten durch den Feuerimpuls sozusagen Zunder. Wo etwas sich entwickeln möchte, bringt Feuer die Dinge in Bewegung. Wo Stagnation und feuchte Schwere herrschen, kann die feurige Energie eines Duftes den nötigen Ausgleich schaffen – vorausgesetzt, man kann sie zulassen. Wenn dieser Ausgleich also gesucht wird, dann empfiehlt es sich, unter den feurigen Stoffen denjenigen zu suchen, für den man am eindeutigsten offen ist. Er könnte den dynamischen Impuls bringen, den es braucht, um den Lebensprozess ausdehnend (Yang) weiterzubringen. Das deutlichste Signal, ob man für die Energie offen ist, zeigt sich darin, ob man den Duft mag. Mag man ihn dagegen nicht, weist dies darauf hin, dass seine Charakteristik ausgegrenzt wird und nicht integriert werden kann. Das sollte man dann auch nicht erzwingen wollen.

Erde

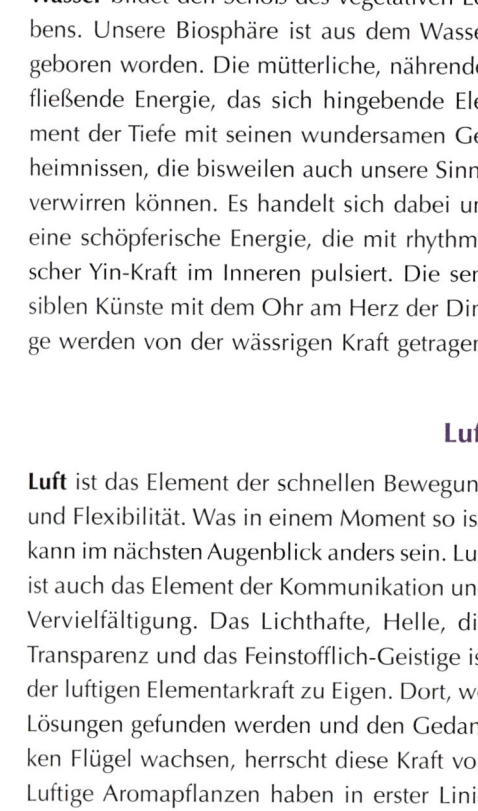

Erde steht für Erhalt und Stabilität all dessen, was ist. Die Erdenergie verleiht Struktur und bildet die tragende Basis für alle Möglichkeiten der Lebensentfaltung. Sie ist eine ultimative Herausforderung und bietet dem Leben die Chance, sich zu bewähren. Den Boden zu bereiten, auf dem das Saatkorn keimen kann, bedeutet, die Erdenergie zu leben. Verwurzelung und Substanzaufbau sind die Aktivitäten der warmen und dunklen Erdenkraft. Wenn diese Kraft gefördert werden soll, dann emp-fiehlt es sich, unter den erdigen Stoffen denjenigen zu suchen, der das Herz im Sturm erobert, wenn man ihn riecht. Bodenhaftung ist in unserer abgehobenen Zeit für viele Menschen eine äußerst wichtige Qualität. Aromapflanzen können da ein hervorragender Führer sein, weil die Verwurzelungssymbolik einen so starken und deutlich wahrnehmbaren Ausdruck über die Duftcharakteristik findet. Schützend und stärkend steht die Erdcharakteristik für Ernsthaftigkeit bis Strenge

Wasser

Wasser bildet den Schoß des vegetativen Lebens. Unsere Biosphäre ist aus dem Wasser geboren worden. Die mütterliche, nährende, fließende Energie, das sich hingebende Element der Tiefe mit seinen wundersamen Geheimnissen, die bisweilen auch unsere Sinne verwirren können. Es handelt sich dabei um eine schöpferische Energie, die mit rhythmischer Yin-Kraft im Inneren pulsiert. Die sensiblen Künste mit dem Ohr am Herz der Dinge werden von der wässrigen Kraft getragen. Die süßen, extravaganten und verführerischen aromatischen Düfte dieser Elementarkraft erzählen von der Schönheit des Lebens und lehren die Hingabe. Die Früchte des Daseins werden hier geformt. Der Kraft des Wassers ohne Furcht zu vertrauen, darin zu versinken, ist von großer Bedeutung für die Haltung sich selbst gegenüber sowie für die innere Heilung. Die entspannende, harmonisch ausgleichende Wirkung „wässriger" Düfte kann helfen, in das eigene Herz hineinzuspüren.

Luft

Luft ist das Element der schnellen Bewegung und Flexibilität. Was in einem Moment so ist, kann im nächsten Augenblick anders sein. Luft ist auch das Element der Kommunikation und Vervielfältigung. Das Lichthafte, Helle, die Transparenz und das Feinstofflich-Geistige ist der luftigen Elementarkraft zu Eigen. Dort, wo Lösungen gefunden werden und den Gedanken Flügel wachsen, herrscht diese Kraft vor. Luftige Aromapflanzen haben in erster Linie eine erhellende, mental anregende und erfrischende Qualität. Es sind auch die Stoffe, mit deren Hilfe wir leichter Zugang zu den feinstofflichen Ebenen bekommen können, die Hellsichtigkeit unterstützen, uns aber durchaus auch abheben lassen können, wenn die Erdhaftung fehlt. Gegen Schwermut und Niedergeschlagenheit wiederum können sie bisweilen Wunder wirken. Es lohnt sich allemal, nach dem zu suchen, was sich dafür eignet, denn den Raum der Wahrnehmung zu erweitern bedeutet auch, zu einer Vision zu gelangen, die neue Horizonte im eigenen Leben schafft.

Die drei Zentren der Wahrnehmung

Wir machen unsere Erfahrungen in diesem Leben mit Hilfe von drei, nennen wir es doch einfach „Zentren". Damit meine ich die drei Wahrnehmungsebenen von Geist, Gefühl und Körper. Diese Zentren sind geprägt von ganz bestimmten Gegebenheiten.

Wenn wir aus der Perspektive eines dieser Zentren etwas aufnehmen oder auf etwas reagieren, dann ist uns das leider nur selten klar bewusst. Dabei läuft so etwas wie eine *Automatik* ab, die uns nur allzu oft in Sackgassen und auf Irrwege führt. Unterdrückte Verletzungen aus der Vergangenheit kollidieren dabei mit betonfesten Glaubenssätzen im Hinblick auf die Zukunft, sodass für die *Gegenwart* kein Platz mehr bleibt. Wenn ich es für die Wahrheit halte, dass ich hilfreich und gut oder für alles verantwortlich bin, obgleich ich nur aus der Angst heraus, die Außenwelt würde mich sonst fallen lassen, „Gutes" tue, dann handle ich unter Zwang und bin mir dessen nicht bewusst. Mein Gefühl von Stolz, Selbstgerechtigkeit und Hochmut befindet sich im Wechselverhältnis mit dieser „Illusion". In der Konsequenz stehe ich ständig unter Dampf. Wenn dann mein Körper schließlich Symptome der Erschöpfung ent-

wickelt und damit das Ende der Fahnenstange anzeigt, kann ich auch diesen Zusammenhang nicht erkennen und führe ihm vielleicht chemische Mittel zu, um das Affenrennen fortzusetzen. Damit ist der Kollaps vorprogrammiert. Viel zu vielen Menschen geht es so.

Wenn wir uns unserer eigenen Wahrnehmung stärker bewusst sind, führt dies zu einer authentischeren Entscheidungs- und Handlungsgrundlage in Bezug auf die Gegebenheiten des Augenblicks und befähigt uns, das zu tun, was nötig ist. Tatsache ist auch, dass dieser Zustand der verfeinerten Wahrnehmung des Augenblicks Freiheit schenkt: Freiheit von unerkannten Ängsten, die sich nämlich dann auflösen, wenn das Licht bewusster Wahrnehmung und Anerkennung auf sie fällt. Sie sind die Phantome der Schattenbereiche und werden von der Unbewusstheit genährt. Dem Licht bewusster Anerkennung können sie nicht standhalten.

Wenn die drei Zentren unserer Wahrnehmung in einer durch das Bewusstsein gesteuerten dynamischen Beziehung zueinander stehen, versetzt uns dies in die Lage, jede Lebenssituation zu meistern.

Geist

Hier wohnen die Vorstellungen und Ideen, die wir von den Dingen haben. Glaubenssätze und Überzeugungen, dass die Dinge so sind und nicht anders, sind in diesem Zentrum zu Hause. Die begrenzenden Aspekte dieses Zentrums kommen dann zum Zuge, wenn wir nicht erkennen, dass unsere Vorstellungen eine freie Entfaltung des Leben behindern.

Die Überzeugungen, die aus der Angst geboren wurden, zeichnen sich dadurch aus, dass sie uns in einer Abwehrhaltung erstarren lassen. Das, was ich nicht gelten lassen will, hält mich gefangen. Die Überzeugung, dass eine Aggression ausschließlich mit einer noch stärkeren Aggression bewältigt werden kann, wird von der Wut genährt und hält die Spirale der Gewalt am Leben. Dabei zeigt sich die energetische Verbindung, die zwischen Geist- und Gefühlszentrum wirkt. Die Gefühle reagieren in starkem Maße auf die Vorstellungen und füllen sie mit Kraft. Wenn diese Verbindung mechanisch abläuft, dann befinden wir uns im niederen Teil des mentalen Zentrums. Die hier lokalisierten Fixierungen lassen uns ablehnen und kritisieren, heroisieren, angeben und dramatisieren; sie machen uns hochmütig oder egozentrisch, lassen uns herrschsüchtig oder vielleicht auch desinteressiert reagieren, ohne dass wir eine andere Wahl haben.

Die Fülle der Möglichkeiten und Lösungen, das Phänomen der unbegrenzten Vielfalt finden wir hingegen im höheren Bereich der Geistebene, dort, wo wir unsere wahrhaft freien Entscheidungen treffen. Es gilt also, die Vorstellungen zu nähren, die zur höchsten und schönsten Möglichkeit, uns selbst zu verwirklichen, führen können.

Dieses Zentrum schenkt uns die Fähigkeit zur Vision. Durch Kontemplation und Meditation, Gebet oder Kriya-Yoga können wir uns in direkte Verbindung damit bringen. Prozesse wie die Reinigung von negativen und destruktiven Vorstellungen, Klärung der Gedankenflut und Vorbereitung auf das Neue sowie Kontakt zu den feinstofflichen Quellen können durch aromatische Duftimpulse auf dieser Ebene unterstützt werden. Auch Öffnung, Erfrischung und Stärkung der mentalen Kraft sowie alles, was geistige Beweglichkeit bewirkt, steht in direktem Bezug zu diesem Zentrum. Ansonsten ist es das langsamste in seiner Reaktion auf äußere Einflüsse und kann als das Tor zum allumfassenden **Bewusstsein** betrachtet werden.

Gefühl

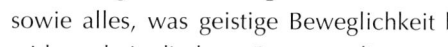

Das Zentrum der Gefühle ist geprägt von launenhaftem Wechsel. „Beziehung" ist das Stichwort, um das sich in diesem Zusammenhang alles dreht. Das Gefühl definiert sich über das *Du*, sprich: die Ausrichtung auf Resonanz. Verschmelzung der Gegensätze und YIN, als die verinnerlichende Kraft, bestimmen die Polung auf der Ebene des Gefühls. Das weibliche und das männliche Element vereinigen sich im Gefühlszentrum zum schöpferischen Akt und die Anziehungskraft ist die hier wirkende Energie. So sind alle attraktiven, verführerischen bis manipulativen Elemente hier zu Hause. Erotik und Geborgenheit, alle Themen, in denen die Frage: „Darf ich mich einlassen?" mitschwingt, gehören in diesen Bereich. Demzufolge sind Hingabefähigkeit und Scham die Kriterien, nach denen auf dieser Ebene die Weichen gestellt werden. Sich auf das Gefühl einzulassen, bedeutet allemal Risiko. Wir *wissen* nicht, wohin die Reise führt.

Somit erkennen wir, dass Vertrauen in diesem Zentrum eine große Rolle spielt. Das Drama setzt dann ein, wenn dieses Vertrauen verloren geht. Das kann als Sturz ins Bodenlose oder wie langsames Versinken im Sumpf erfahren werden. Die Angst verwandelt sich dann in Wut oder Verzweiflung und zementiert in der Folge auf der Geistebene negative Vorstellungen über das Leben und nährt die destruktiven Überzeugungen. Im niederen emotionalen Bereich herrschen dann die reflexhaften Leidenschaften wie Zorn, Stolz, Täuschung, Neid, Geiz, Furcht, Unersättlichkeit, unkontrollierte Begierde oder Gleichgültigkeit. Da diese Impulse schneller sind als die des mentalen Zentrums, überrennen sie leicht dessen Grenzen.

Nun ist die Gefühlsebene aber auch unmittelbar mit unserer Seele verbunden. Nur in diesem Zentrum kann die Sprache der Seele verstanden werden. Wenn wir unsere Gefühle wahrnehmen als das, was sie zum Ausdruck bringen, wenn wir unser Bewusstsein also auf die Sprache der Seele ausrichten, anstatt mit reflexhaften Emotionen die destruktiven Gedanken zu nähren, dann steht uns das Himmelreich offen. Gospel, Hingebung, Bhava-Yoga sind als herzöffnende Übungen diesem Zentrum zuzuordnen. Die Reinigung des Herzens ist auch das wichtigste Ziel im *Dhikr* der Sufis. Die Düfte, deren Wesen mit diesem Zentrum in besonderer Weise verbunden ist, zeichnen sich durch weiche, einfühlsame Unterstützung und eine eher balsamisch entspannte Wirkungsweise aus. Das, was Gelassenheit erzeugt, unsere Sinne umschmeichelt oder erotische Empfindungen weckt, zeugt von den Möglichkeiten dieses Zentrums. Es ist das Tor zur allgegenwärtigen **Liebe**.

Körper

Der Körper repräsentiert die materielle Realität. Wir werden in eine physische Realität geboren, die uns mit konkreten Gegebenheiten von Zeit und Raum konfrontiert. Das ist ein Erfahrungsfeld, in dem die Wirklichkeit sich einerseits sehr langsam entwickelt, andererseits die Reaktionsgeschwindigkeit die höchste von allen drei Zentren ist. Auf dieser Ebene regiert uneingeschränkt die Polarität. Im Sinne des Lebenserhaltes geht es um Abgrenzung und Widerstand. Die ICH-Kraft steht im Vordergrund. Wenn destruktive Gedanken, genährt durch verkrampfte Gefühle, lange genug den Lebensstrom behindern, wird der Körper als treuer Diener diese Gegebenheiten durch Krankheitssymptome zum Ausdruck bringen. Im Falle urplötzlich auftretender Gefahr übernimmt der Instinkt, als eine der Körperlichkeit untergeordnete Instanz, die Kontrolle und lässt den Körper reagieren, ohne dass Gefühl, geschweige denn der Verstand mithalten können. Alle autonomen vegetativen Kräfte werden mit unglaublicher Geschwindigkeit aktiviert, um das Leben in der körperlichen Realität zu erhalten. Ungeahnte Kräfte werden freigesetzt.

Erst im Nachhinein folgt dann das Entsetzen, der Schmerz oder die Wut und erst in der dritten Phase *dämmert* es dem Verstand, was eigentlich passiert ist. Das ist eine Erfahrung, die wir alle auf die eine oder andere Weise schon erlebt haben.

Bewusster Einfluss auf die anderen Bereiche und die gesamte Befindlichkeit kann über die Körperebene vorgenommen werden. Über Bewegungsübungen, Körperhaltungen, Mudra- (Energiepunkt-Stimulation) und Hatha-Yoga lassen sich erstaunliche Resultate der Heilung erzielen.

Schwerpunktmäßig auf der Körperebene wirkende Düfte tragen die Polarität in das Bewusstsein und helfen, im Körper zu spüren, wie die Dinge liegen. Der vorherrschende YANG-Aspekt der kraftvollen Ausdehnung legt die Dominanz über die persönlichen Belange des Lebens nahe. Diese Stoffe weisen den Weg der klaren Entscheidung, wie am besten mit den Gegebenheiten umgegangen werden soll. Der Körper ist das Zentrum der **Macht**, weil das Handeln auf dieser Ebene von allumfassender Bedeutung ist.

ADLERHOLZ

Aquillaria agallocha
Seidelbastgewächse/Thymeleaceae
Syn.: Agarwood, Aloeholz,
Agaro, Gharubaum
Pflanzenteil: Holz
Elementarkraft: ERDE
Schwerpunkt: KÖRPER

Herkunft

In der Tiefe der Wälder Assams, aber auch in Indonesien, Kambodscha und Vietnam ist der Adlerholzbaum zu finden. Der edle Duft dieses Holzes entsteht erst im Zerfallsprozess, wenn es von einer bestimmten Pilzart (Phomopsis aquillariae) befallen wird. Im Todeskampf entwickelt der Baum noch einen Abwehrbalsam gegen diesen Befall, der dann Teile des Holzes wasserresistent, widerstandsfähig gegen Zerfall und oft schwerer als Wasser werden lässt.

Traditionelle Verwendung

Je harzig-dunkler und schwerer, desto wertvoller wird dieses Holz und letztlich sogar mit Gold aufgewogen. Es ist Bestandteil der teuersten japanischen Räucherwerke (Jinkoh) und hat auch in der arabischen Welt einen hohen Stellenwert. Dem Öl (Ud) werden von den Sufis starke transformatorische Kräfte als Übergangshilfe zwischen Leben und Tod zugesprochen. Die ayurvedische und tibetische Medizin nimmt es gegen Krankheiten des Geistes und Traurigkeit des Herzens. In der chinesischen Medizin heißt es, das Chi (die Lebenskraft) würde vom Adlerholz stark aktiviert.

Räucherhinweis

Eine Räucherung mit Adlerholz kann einen Zustand der Trance und Versenkung bei gleichzeitig stark erhöhter Wahrnehmungsfähigkeit bewirken. Mit großem Respekt verwenden!

Duftbotschaft

Eine tief greifende und würdevolle aromatische Ausdrucksform von köstlichem Wohlgeruch als Geste der Demut vor dem

Wunder der Schöpfung.
„Vollendung und Heimkehr"

ALANT

Inula helenium
Korbblütler/Asteraceae
Syn.: Glockenwurz, Odinskopf,
Sonnenwurz, Schlangenwurz u. a.
Pflanzenteil: Wurzel
Elementarkraft: WASSER
Schwerpunkt: GEIST

Herkunft

Diese kraftvolle Pflanze wächst als bis zu 2 m hoher Busch bevorzugt an Ufern und in feuchten Wäldern, obwohl sie durchaus auch große Trockenheit vertragen kann. Sie stammt ursprünglich wohl aus Europa und Asien, ist heute aber auch in Nordamerika verbreitet, hat einen robusten behaarten Stängel, ovale spitz zulaufende Blätter, die auf der Unterseite samtig weich sind, große goldgelbe Korbblüten und einen großen und fleischigen Wurzelstock.

Traditionelle Verwendung

Alant ist ein uraltes Heilkraut mit einer Unmenge volkstümlicher Bezeichnungen und medizinischer bis magisch-religiöser Anwendungsweisen. Er gilt besonders bei den Slawen als Abwehr- und Zaubermittel. Gegen den „Schwarzen Tod" bewies er bei den Wenden seine Heilkraft. Der lateinische Name *Inula* bedeutet *ausleeren* und *reinigen*. Er wurde den Runen Odins – *Wind* und *Atem* – zugeordnet.

Schleimlösend, befreiend von hinderlicher Schlacke und förderlich für das Wohlbefinden, wirkt durch ihn die Kraft der Sonne. Sein Duft soll die modernen Dämonen wie Stress und Depression vertreiben können. In der Steiermark räuchert man noch heute am Christabend mit Alant. In der christlichen Symbolik steht er für die Erlösung durch das Licht Christi.

Räucherhinweise

Ein sehr angenehmer Duft nach Banane und frisch gebackenem Brot, der eine schützende und helle Atmosphäre schafft.

Duftbotschaft

Mit jedem Atemzug entsteht mehr Klarheit und Ruhe auf dem Weg mit dem Ziel des essenziellen Wissens um die Dinge.

„Licht aus der Wurzel"

ANANTMUL

Hemidesmus indicus
Schwalbenwurzgewächse/Asclepiadaceae
Syn.: Indisch. Sarsaparilla, Magarbu
Pflanzenteil: Wurzel
Elementarkraft: ERDE
Schwerpunkt: GEFÜHL

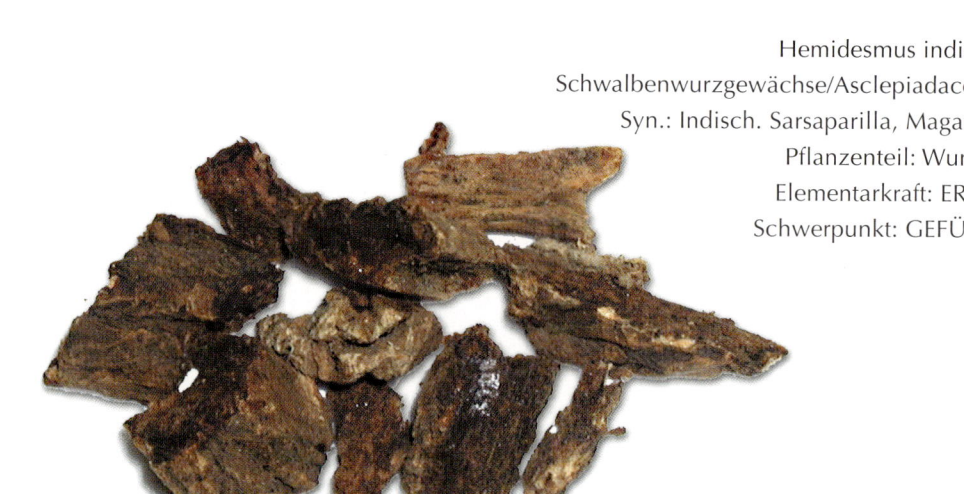

Herkunft

In den Ebenen des oberen Ganges ostwärts bis nach Bengalen und von Madhya Pradesh bis Südindien ist dieses milchsafthaltige Kraut zu finden. Es ist eine mehrjährige, kriechende, schlingpflanzenartig wachsende Pflanze mit einem holzigen, duftspendenden Wurzelstock. Am schlanken Stiel hat sie gegenständige lanzettförmige schmale Blätter mit grünlichen Blüten in den Blattachseln.

Traditionelle Verwendung

Bereits in der alten indischen Literatur findet diese Pflanze Erwähnung als wichtige Medizin. Besonders bei Hautproblemen ist sie für ihre entzündungshemmende, pflegende und schützende Wirkung bekannt. Auch bei Appetitlosigkeit, Magen- und Verdauungsstörungen wird sie eingesetzt. Weiterhin sind fiebersenkende Eigenschaften vorhanden. Sie hat eine kühlende, tonisierende, reinigende Wirkung auf den ganzen Organismus und wirkt anregend auf den Fluss aller Säfte. Als haarwuchsförderndes Tonikum wird ein wässriger Auszug der Wurzel angewendet. Eine Räucherung soll Gesundheit und Vitalität fördern.

Räucherhinweis

Der Duft dieser Wurzel ist auf den Cumarinanteil zurückzuführen, der mit seiner anregenden Süße eine vanillig weiche Atmosphäre erzeugt und äußerst stimulierend wirkt.

Duftbotschaft

Ein zarter, aber deutlich spürbarer Impuls, der sich aufbauend und motivierend in Körper und Gefühl manifestiert.

„Gut aufgehoben und getragen"

ANGELIKAWURZEL

Angelica archangelica
Angelica officinalis
Doldenblütler/Apiaceae
Syn.: Engelwurz, Brustwurz, Brautwurz,
Heiliggeistwurz
Pflanzenteil: Wurzel
Elementarkraft: ERDE
Schwerpunkt: GEFÜHL

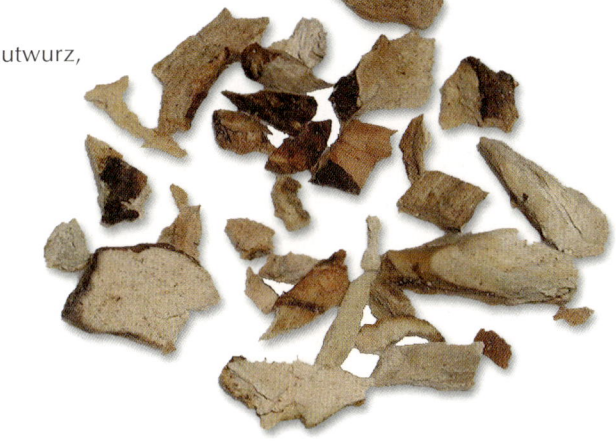

Herkunft

Beheimatet in Europa und Sibirien, wird die mehrjährige Pflanze heutzutage hauptsächlich in Belgien, Ungarn und Deutschland angebaut. Aus ihrer kraftvollen Wurzel wächst ein dicker Schaft, der bis zu 2 m hoch werden kann. Die weißen Blütendolden verbreiten einen intensiven aromatischen Duft.

Traditionelle Verwendung

Engelwurz wird seit Urzeiten aufgrund ihrer außergewöhnlichen Heilkräfte gepriesen. Stärkend und schützend soll sie auf Herz, Kreislauf und Abwehrsystem wirken und wurde bei Rheuma- und Atemwegserkrankungen sowie Verdauungsstörungen angewendet. Sie war Bestandteil des mittelalterlichen Allheilmittels „Theriak". Der Volksglaube sah Engelwurz als starke Kraft gegen schwarzmagische Künste. Die Chinesen schätzen ihre Heilsamkeit bei Frauenkrankheiten und setzen sie zur Förderung der Fruchtbarkeit und Geistesschärfe ein.

Räucherhinweis

Ein kräftiger erdig-warmer Rauch mit scharfer Grundnote, der einen mächtigen Orientierungsschub in Richtung Mitte verpassen kann. Gute Komponente in Mischungen, welche die Ich-Kraft stärkend gegen Existenzangst und Mutlosigkeit wirken sollen.

Duftbotschaft

Tragende Kraft von unten, die zu Entscheidungsfähigkeit und Selbstvertrauen führt.

„Den eigenen Weg gehen"

ASANT

Ferula asa-foetida
Doldenblütler/Apiaceae
Syn.: Teufelsdreck, Asa foetida
Pflanzenteil: Wurzel
Elementarkraft: ERDE
Schwerpunkt: GEIST

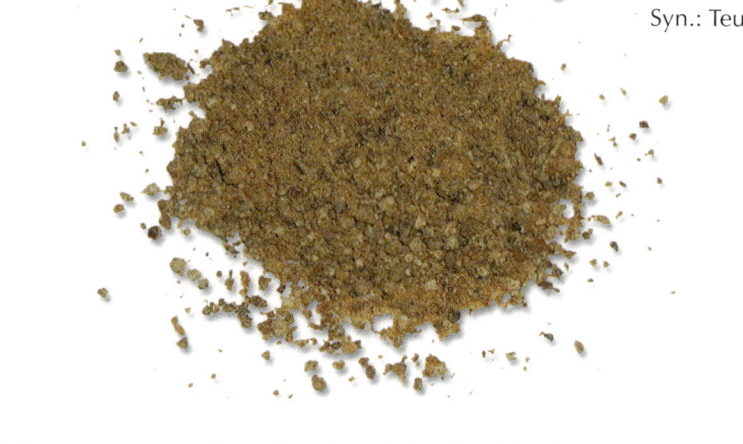

Herkunft

Die große mehrjährige Pflanze ist in Afghanistan, Iran und benachbarten Regionen heimisch. Sie erreicht bis zu 3 m Höhe, hat gelbe, weit verzweigte Blütendolden und bildet dicke, fleischige Wurzeln aus.

Traditionelle Verwendung

Asant wurde für exorzistische Heilrituale bei den tibetischen Bön-Schamanen als „Halter des Lebenswindes" geräuchert, um destruktive Dämonen auszutreiben. Er wird als medizinisch-rituelles Räuchermittel bei Geisteskrankheit und zugleich als Aphrodisiakum verwendet und gilt als wichtigstes Räuchermittel für Zauber- und Wunderkuren. Die Perser nutzen ihn als Potenzmittel. Wie der volkstümliche Name schon sagt, ist dies das Mittel schlechthin, um Teufel, Geister, Dämonen, Hexen und ähnliche Energien zu bannen, was bei dem extremen Knoblaucharoma nicht Wunder nimmt. Im Ayurveda gilt er als Anregungsmittel für *agni* (Verdauungsfeuer)

Räucherhinweis

Ein sehr extremer Räucherduft, der aber eine stark entkrampfende und nervenberuhigende Wirkung bringt. Kann in sehr geringer Menge hinzugefügt, die erdende Note als balsamische Qualität in eine Liebesräucherung bringen.

Duftbotschaft

Ein polarisierender Reiz, der die Extreme in sich vereinigt und alles möglich macht.

„Im Zentrum des Zyklons"

BALDRIAN

Valeriana officinalis
Valeriana edulis
Baldriangewächse / Valerianaceae
Syn.: Katzenkraut, Hexenkraut,
Elfenkraut, Mondwurz, altgr. „Phu"
Pflanzenteil: Wurzel
Elementarkraft: WASSER
Schwerpunkt: KÖRPER

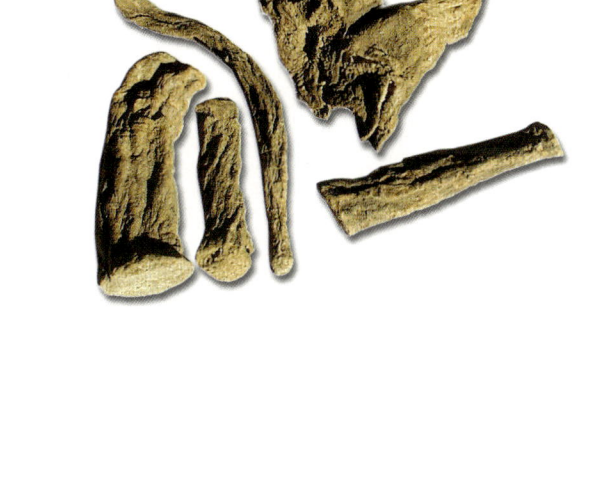

Herkunft

Ist eine in Europa, im gemäßigten Asien sowie Mittelamerika (V. edulis) beheimatete vitale Staude, die bis zu 2 m hoch wachsen kann. Kräftige Stiele mit gefiederten Blättern, hübschen rosa-weißen Blütendolden und starken Wurzeln wachsen gern in Wassernähe. V. edulis findet man an Berghängen im Hochland von Mexiko (2000 – 3000 m).

Traditionelle Verwendung

Baldrian, vom germanischen „Baldur", dem Gott des Lichtes, der Reinheit und Güte abgeleitet, ist eine seit Urzeiten geschätzte Heilpflanze. Griechische sowie römische Ärzte nannten ihn „Phu". Neben erwärmender, menstruationsfördernder und harntreibender Wirkung wurde seine Heilwirkung bei Epilepsie, gegen Pest und Ansteckung sowie für die Stärkung der Sehfähigkeit und als erotisierend in alten Kräuterbüchern gelobt. Seine Hauptwirkung, bis heute geschätzt, ist krampflindernd auf das vegetative Nervensystem, sehr hilfreich bei nervöser Unruhe, Schlafstörungen, Angstzuständen, Migräne und Stress. Wirkt leicht hypnotisch auf die Großhirnrinde.

Räucherhinweis

Zum Licht strebend, mondhaft im Wesen, besänftigt die Baldrianwurzel mit ihrem Rauch das innere Tier und öffnet die Augen für das Feinstoffliche. Ein aromatisch stärkender Duft als kraftvoll-hilfreiche Komponente für eine sinnliche Entspannungsräucherung. Hat eine animalische Dufttendenz und sollte dezent eingesetzt werden.

Duftbotschaft

Dem instinktiven Element vertrauen und ruhig bei sich selbst sein können.

„Sich fallen lassen und hingeben"

BEIFUSS

Artemisia vulgaris
Artemisia officinalis
Korbblütler/Asteraceae
Syn.: Edelraute, Gänsekraut
Wilder Wermut, Johanniskraut
Pflanzenteil: Kraut
Elementarkraft: LUFT
Schwerpunkt: KÖRPER

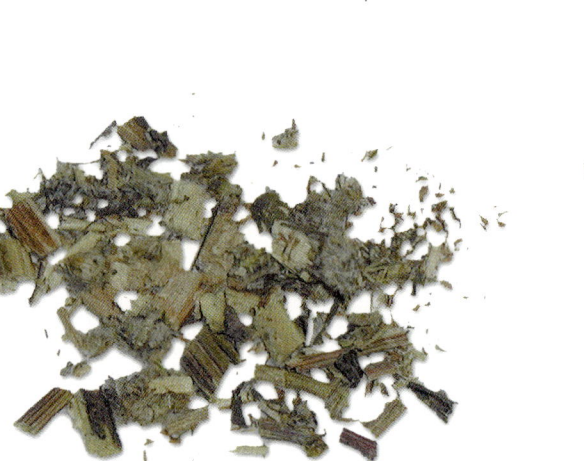

Herkunft

Die mehrjährige, stark verzweigte Pflanze, deren rötlicher Stängel bis zu 1,50 m hoch wird, wächst wild und häufig in allen gemäßigten Zonen der Welt. Ursprünglich soll sie aus Osteuropa/Westasien stammen.

Traditionelle Verwendung

Beifuß ist eine uralte Kultpflanze der Menschheit. Die europäische Räuchertradition dieser Pflanze geht auf germanische und keltische Rituale zurück. Es ist das letzte Kraut des Jahreszyklus, das geerntet werden darf und zur Feier der Jahreswende im Rauch geopfert wird. Seine Räucherung gilt als Schutzzauber gegen Böses und Gefahr. Die christliche Zeit machte ihn zu einem der Hexenkräuter. Die so genannte Moxibustion in China verräuchert ihn als Hitzereiz auf der Haut gegen Gicht und Rheumatismus. Geräuchert soll er zudem sexuell erregen und die Manneskraft stärken, wie man ihm nachsagt.

Räucherhinweis

Dieses Kraut ist ein *Grenzgänger* und damit geeignet, sicher an dem *Hüter der Schwelle* vorbeizuführen. Es kann zur Begleitung transformatorischer Erfahrungen geräuchert werden. Der bittersüße Duft wirkt entspannend, wärmend und beruhigend auf die Nerven, öffnet und bereitet den Boden für innere Sammlung und Stärkung.

Duftbotschaft

Am Übergang werden die Kräfte gebündelt und die Seele geläutert, bevor das Neue angesteuert wird. Dafür braucht es die klare Sicht der Dinge, wie sie wirklich sind.

„Konzentration auf das Eigentliche"

BENZOE SIAM

Styrax tonkinensis
Anthostyrax tonkinensis
Styraxgewächse/Styraceae
Syn.: Asiat. An-hsi-hsiang
wohlriechender Asant *Asa ororata)*
Pflanzenteil: Harz
Elementarkraft: WASSER
Schwerpunkt: GEFÜHL

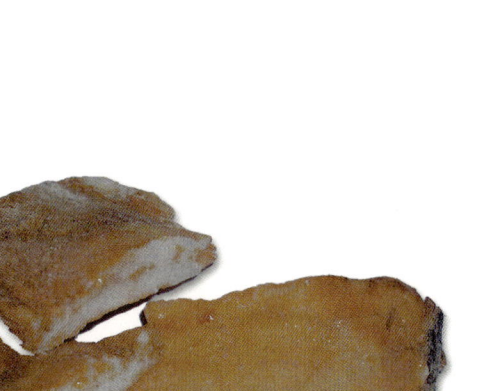

Herkunft

Dieser bis zu 20 m hoch wachsende Styrax-baum mit seiner schokoladefarbenen dünnen Rinde wächst in Laos, Vietnam, Thailand, Malaysia, und Kambodscha. Er wird durch An-ritzen der Rinde bis auf das Holz verletzt und die austretende Wundabsonderung wird, wenn sie eine rötlich-braune Farbe annimmt, als Benzoeharz geerntet.

Es ist leicht zerbrechlich und an den Bruchstellen erst weißlich, bevor es durch die Luft goldbraun nachdunkelt.

Traditionelle Verwendung

In Asien ist sie einer der wichtigsten Räucher-stoffe überhaupt und ist in fast allen Räucher-stäbchen enthalten.

Seit dem 15. Jahrhundert wird Benzoe nach Europa eingeführt. Medizinisch wurde es zumeist in Form einer Tinktur bei Ekzemen, Pilzbefall und Wundbehandlung (Wund-balsam) äußerlich angewendet und in selte-nen Fällen innerlich als schleimlösendes Mit-tel eingesetzt. Bereits bei den Ägyptern galt diese Benzoe als wertvoller Zusatz für Salben, Parfüm und Räucherwerke. Die sinnlich ver-führerische Qualität von Benzoe verleiht ihr aphrodisische Kraft für lustvolle Räucheran-lässe.

Räucherhinweis

Es ist ratsam, Benzoe in Mischungen z.B. mit Sandelholz, Adlerholz, Weihrauch, Myrrhe, Labdanum oder Tonkabohne zu verräuchern, da sie allein zuerst sehr scharf daherkommt und fast den Atem raubt, bevor die balsamisch vanillige Atmosphäre entsteht.

Duftbotschaft

Auf sanfte Weise werden die Gefühle geheilt damit die geistige Kraft sich schützend und hilf-reich entfalten kann.

„Balsam für die wunde Seele"

BERNSTEIN

Succinum
Koniferen
Syn.: Amber, Sonnenstein
Pflanzenteil: Harz
Elementarkraft: FEUER
Schwerpunkt: GEIST

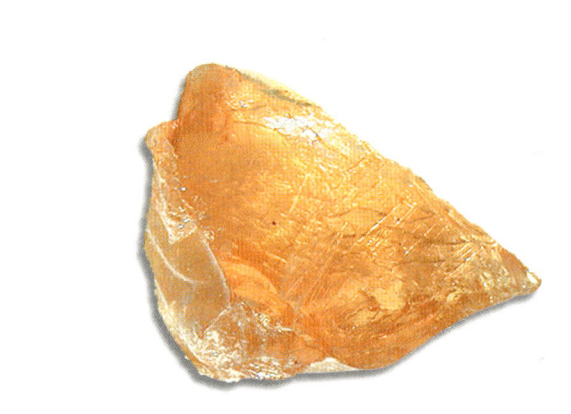

Herkunft

Zwischen 20 und 200 Millionen Jahre alt ist das Harz der Nadelbäume, das man in unseren Breitengraden auch „Gold des Nordens" genannt hat, da insbesondere der baltische Raum ein reiches Vorkommen dieses fossilen Materials aufweist. Bernstein ist auch als Schmuck und Schutzstein weltweit bekannt und wird auch gefunden. Er stammt von unterschiedlichen Bäumen wie Kiefer, Zeder, Wacholder, Pinie, Zypresse usw., die auch heute noch Räucherharze liefern.

Traditionelle Verwendung

Im Mittelalter wurde Bernstein gegen Nierensteine, Pest und Epilepsie geräuchert und bis in die Neuzeit als medizinischer Räucherstoff zur Beschleunigung von Heilprozessen verwendet. In der chinesischen Medizin gilt seine Räucherung als wirksam gegen Angstzustände und Schlaflosigkeit, Vergesslichkeit und Verkrampfung. Die Griechen und Ägypter brachten ihn mit der Sonnenkraft in Verbindung. Bei den Sufis räuchert man ihn zur Befreiung des Herzens.

Räucherhinweis

Ein sehr langsamer Verräucherungsprozess mit dunkler bis brenzliger Charakteristik. Ein Seelen-Duft, der bisweilen etwas an den Geruch in jahrtausendealten Grabkammern erinnert. Nicht für kurze Sessions geeignet.
Gute Kombination: Benzoe, Zedernholz

Duftbotschaft

Uralt gespeichertes Sonnenlicht, transformiert zu duftendem Rauch, führt in ganz tiefe Zustände innerer Ruhe.

„Erneuerung am Ort des Ursprungs"

BOLDO

Peumus boldus Mol.
Monimiagewächse,
Monimiaceae
Syn.: Boldu, Boldobaum
Pflanzenteil: Blätter
Elementarkraft: LUFT
Schwerpunkt: GEIST

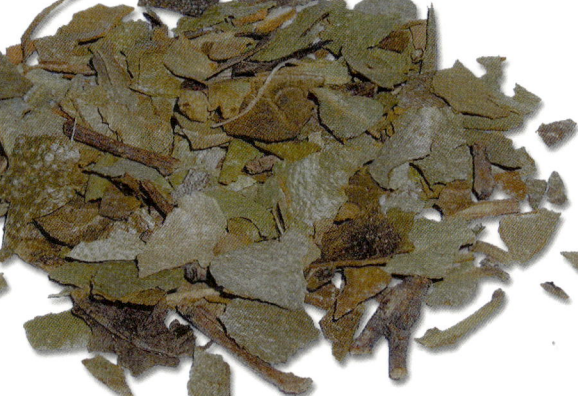

Herkunft

Ein immergrüner, strauchartiger Baum, der bis zu 6 m Höhe erreicht und im chilenischen Hochland beheimatet ist. Er blüht das ganze Jahr hindurch und sein festes Blattwerk wird seit mehr als 10.000 Jahren für kultisch-medizinische Anwendungen geerntet.

Traditionelle Verwendung

Für die chilenische und bolivianische Volksmedizin ist Boldo ein unverzichtbares Naturheilmittel. Ob als verdauungsförderndes Gewürz in Speisen, Tinktur gegen Rheuma oder Geschlechtskrankheiten, Auflage bei Zahn- oder Ohrenschmerzen, innerlich bei Leber- und Gallenleiden, immer vertraut man dort der Wirksamkeit von Boldoblättern. Geräuchert werden sie in der indianischen Tradition auch in Verbindung mit Copal gegen Schlafstörungen und Nervenschwäche. In der Kolonialzeit wurden Boldoblätter als vielversprechende Medizin gegen Geschlechtskrankheiten nach Euro-pa gebracht. Man soll die Blätter hier bisweilen auch gegen Geisteskrankheit geräuchert haben.

Räucherhinweis

Die getrockneten, zerkleinerten Blätter lassen sich sehr angenehm verräuchern, verbreiten einen kräftigen, würzig-fruchtig-säuerlichen Duft und eignen sich bestens für aufhellende und klärende Reinigungsrituale.

Duftbotschaft

Beruhigte und ausgeglichene Atmosphäre, wenn reinigende Kraft die nervenaufreibenden Elemente vertrieben hat.

„Heilsame Gedankenstille"

83

CASSIABLÜTEN

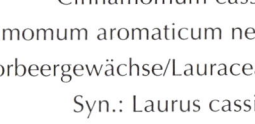

Cinnamomum cassia
Cinnamomum aromaticum nees
Lorbeergewächse/Lauraceae
Syn.: Laurus cassia,
Chinesischer Zimt
Pflanzenteil: Knospen
Elementarkraft: FEUER
Schwerpunkt: GEFÜHL

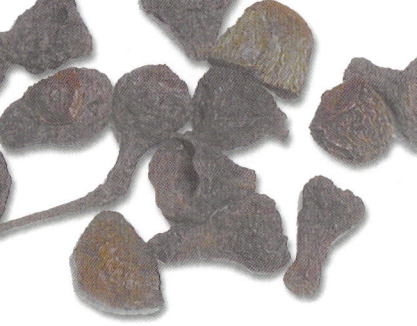

Herkunft

Im Südwesten Chinas ist dieser schlanke, immergrüne Baum heimisch, wo er gestutzt als Strauch für kommerzielle Nutzung kultiviert wird. Auch in Vietnam und Indien ist er zu finden. Die getrockneten Blütenknospen haben einen Durchmesser von 3–5 mm und werden ebenso wie Rinde, Zweige und Blätter wegen ihrer aromatischen Qualität (Zimtaldehyd) verarbeitet.

Traditionelle Verwendung

Von Ostasien gelangte die Cassia bereits im Altertum bis zu den Hebräern und wurde Bestandteil von heiligen Räucherungen. Die Räucherwirkung soll das Herz öffnen, Entspannung und Ruhe vermitteln. In kleinen Mengen wirkt sie anregend auf das zentrale Nervensystem. Die Asiaten räuchern Cassia auch deshalb gerne, weil damit gleichzeitig Insekten abgewehrt werden können.

Räucherhinweis

Der angenehm zimtartig-würzige und süß-holzige Duft verbreitet wohlige Wärme mit einer dezent pfefferig-scharfen Note im Hintergrund. Eignet sich sehr gut für festliche oder sinnliche Mischungen.

Duftbotschaft

Eine weiche Führung hin zu Empfindsamkeit und Öffnung, um aus einem erstarrten Zustand erlöst zu werden.

„Aus der Enge heraustreten"

COPAL

Protium copal
Bursera spp.
Balsambaumgewächse/Burseraceae
Syn.: „Gehirn des Himmels"
Pflanzenteil: Harz
Elementarkraft: LUFT
Schwerpunkt: GEIST

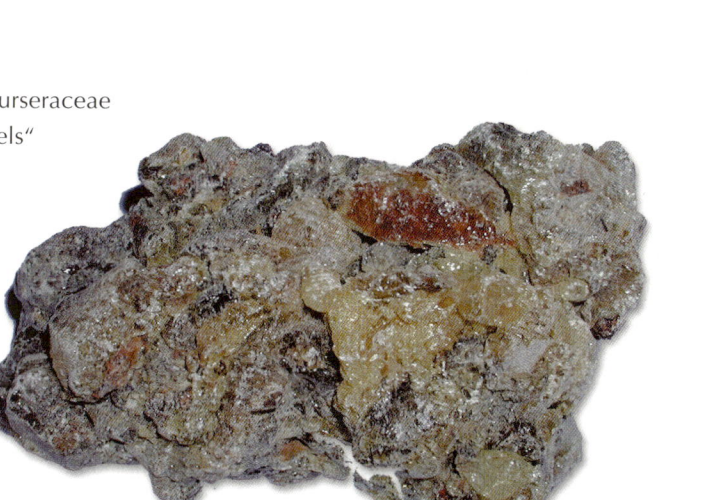

Herkunft

Der Begriff Copal umfasst die Harze einer Vielzahl von Bursera-Arten auch aus Asien und Afrika, wobei der Ursprung vom aztekischen *copalcoahuitl* abgeleitet ist und das Harz eines mittelamerikanischen Balsambaumes bezeichnet, der etwa 15 m hoch wird. Sein helles Harz wurde von den Mayas als „Nahrung der Götter" bezeichnet und galt als heilig.

Traditionelle Verwendung

In den Urkulturen Mittelamerikas war Copal ein Räucherwerk, das für Initiationen und göttliche Vision verwendet wurde. Reinigung und Förderung der Hellsichtigkeit sind die heilbringenden Qualitäten, die den hellen Copal für rituelle Zeremonien so wertvoll machten. Aber auch die medizinischen Eigenschaften, wie Schmerzlinderung bei Zahnweh oder infektiösen Schwellungen sowie gute Wirksamkeit gegen Durchfall, waren bekannt. Für die Schamanen des Regenwaldes sind bestimmte

Protium-Arten ein Begleiter in die heilende Ekstase. Als Schutzräucherung gegen magische Angriffe und Hexerei wird Copal heute noch im volkstümlichen Gebrauch verwendet.

Räucherhinweis

Der Duft zeichnet sich durch eine helle und klare, etwas zitronig-aromatische Anmut aus und lässt sich sowohl auf dem Sieb als auch auf Kohle gut alleine räuchern. Er reinigt die innere Haltung und unterstützt geistig-spirituelle Arbeit.

Duftbotschaft

Herzöffnend und geistklärend kommen Ruhe und Frische gemeinsam zum heilenden Einsatz.

„Öffnung zum Licht"

85

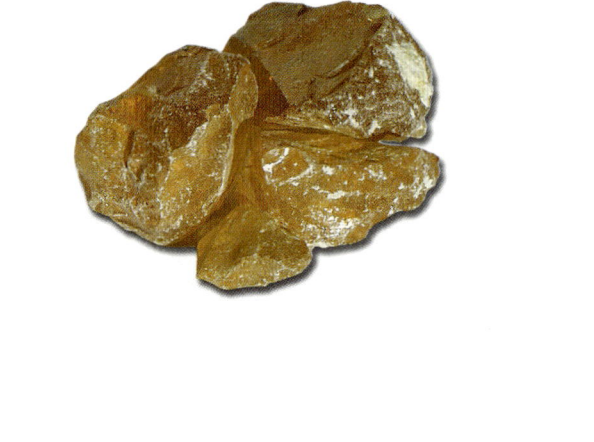

GOLDCOPAL

Bursera spp.
Balsambaumgewächse/Burseraceae
Syn.: Copalcoahuitl, Pom
Copal oro
Pflanzenteil: Harz
Elementarkraft: LUFT
Schwerpunkt: GEFÜHL

Herkunft

Copal ist ein Sammelbegriff für unterschiedliche Naturharze aus aller Welt und auch fossiler Art. Der Name ist abgeleitet vom aztekischen „Copalli " bzw. „Copalcoahuitl". Der mittelamerikanische Copal oro stammt also aus ursprünglicher Quelle als Harz eines dornigen Balsambaumes der großen Familie der Bursera-Arten. Sie erreichen eine Höhe von maximal 15 m und ähneln den Weihrauch- und Myrrhebäumen Arabiens. Das Harz wird ebenso während der Trockenheit als Schutz gegen die Sonneneinstrahlung ausgeschwitzt.

Traditionelle Verwendung

In der indianischen Tradition dient Copalharz als Opfergabe und zu Reinigungszwecken insbesondere in Heilritualen. Der Blick in die Zukunft und auf den Grund der Dinge und alle spirituelle Arbeit wird von der Räucherung begleitet. Abwehr von Krankheit und bösem Zauber ist ein weiterer Anwendungsbereich. Bei den Inkas wurde dieser Copal der Sonne zugeordnet. Für die Mayas galt dieser Copal als „Harz des Himmels", das für die Gegenwart göttlicher Kräfte stand, und war ihnen heilig. Es wurde zur Feier des Sonnenaufgangs geräuchert und seine Heilkraft war hochgeschätzt.

Räucherhinweis

Der zarte und sensible Duft dieses Harzes ist wärmer als der des weißen Copals und eignet sich sehr gut für inspirationsfördernde und phantasieanregende Räucherungen. Wenn es um Kontakt und Vertrauen zur eigenen Mitte geht, haben wir hier einen einfühlsamen Führer zur Erweckung des kreativen Potenzials.

Duftbotschaft

An der Schwelle zur Verwirklichung der inneren Kraft kommt ein zarter, sonniger Strahl und lässt die Verbundenheit mit allem spüren.

„Glaube ist Vertrauen in das Leben "

SCHWARZER COPAL

Bursera microphylla
Bursera spp.
Balsambaumgewächse/Burseraceae
Syn.: Nacht-Copal, Copal negro
Pflanzenteil: Harz
Elementarkraft: ERDE
Schwerpunkt: GEFÜHL

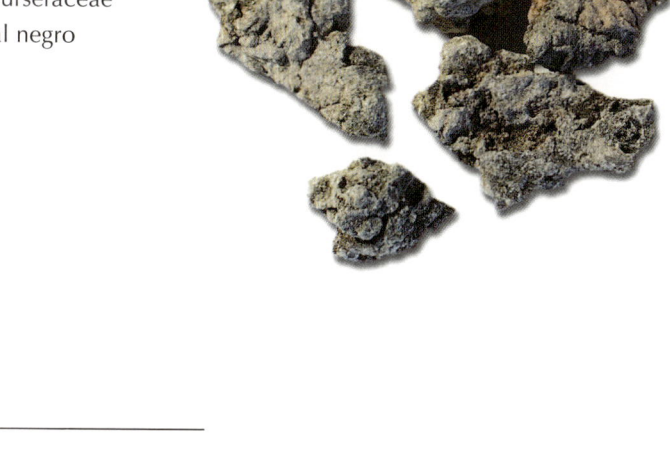

Herkunft

Dies ist eine der drei originalen mittelamerikanischen Copalsorten und das Harz eines dornigen Balsambaumes, der in den wüstenartigen Regionen Südmexikos beheimatet ist. Wie bei Olibanum wird das Harz als Schutz gegen die Sonneneinstrahlung vom Baum ausgeschwitzt oder tritt auch durch Verletzungen der Rinde als weißliches Resinoid aus, das an der Luft erstarrt, sich dunkel verfärbt und dann erst von Bauern und Hirten in arbeitsfreien Perioden gesammelt wird.

Traditionelle Verwendung

Bereits die Mayas heiligten das Pech des Copalbaumes, insbesondere von Bäumen, die vom Blitzschlag getroffen worden waren. Als „Nahrung der Götter" war es von hoher spiritueller Bedeutung. Den schwarzen Copal nannten sie Cauiztan Copal, als den Copal, der vom Jaguar der Nacht gebracht wurde. Die Räucherung gilt als seelische Nahrung auf der Reise in das Jenseits. Moderne Untersuchun-gen haben einen positiven Einfluss auf das Immunsystem festgestellt

Räucherhinweis

Es ist angezeigt, dieses sehr mystisch und dunkel balsamisch duftende Räucherharz zu verwenden, wenn es darum geht, den Schatten zu integrieren. Es ist ein guter Helfer in Transformationsphasen des Lebens, wenn es gilt, wieder Boden unter die Füße zu bekommen.

Duftbotschaft

Sanft legt sich der Mantel der Zuversicht um die Schultern und bietet den Schutz, der so nötig gebraucht wird.

„Es gibt keine ewige Nacht"

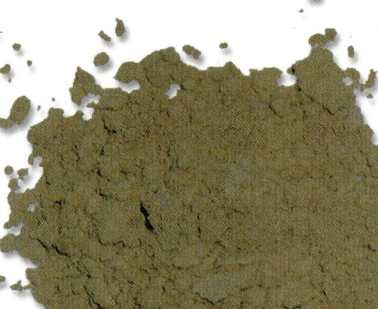

DAMIANA

Turnera diffusa willd.
Turnera aphrodisiaca
Safranmalvengewächse/Turneraceae
Syn.: *hierba del pastor* (Schäferkraut)
„Asthmabesen", „Hemdauszieher"
Pflanzenteil: Kraut
Elementarkraft: FEUER
Schwerpunkt: GEFÜHL

Herkunft

Von Südkalifornien bis Argentinien ist diese blühende Blattpflanze in waldigen Gebieten zu finden. Am häufigsten ist sie in Mexiko anzutreffen, wo sie auch in größerem Umfang angebaut wird.

Traditionelle Verwendung

In der indianischen Medizin werden die Blätter unter anderem als Heilmittel gegen Asthma geräuchert. In Mexiko ist die Pflanze als Aphrodisiakum bekannt; in der Karibik darf sie im Cocktail eines Liebestranks nicht fehlen, der dazu dienen soll, die Leidenschaft des begehrten Mannes zu entfachen. Sie wird auch in Verbindung mit Hanf geraucht. Man schätzt den leicht euphorisierenden Charakter des Krautes. Es gilt als tonisierend, stimulierend, entkrampfend und stimmungsaufhellend.

Räucherhinweis

Der Räucherduft von Damiana ist grünkräuterig heiß und neigt dazu, auf dem Sieb direkt zu verglimmen. Es lässt sich sehr gut mit Copal und Cassia kombinieren und bringt immer eine ganz eigene aromatische, süßlichgrüne Note in die Mischung. Gut geeignet für Liebesräucherungen.

Duftbotschaft

Ein kraftvoller Impuls, der auf Öffnung und Hingabe zielt, indem Leichtigkeit vermittelt und Lebensfreude geweckt wird.

„Dem Ruf der Sinnlichkeit folgen"

DAMMAR

Canarium strictum
Shorea wiesneri
Zweiflügelfruchtgewächse/
Dipterocarpaceae
Syn.: Damar
Pflanzenteil: Harz
Elementarkraft: LUFT
Schwerpunkt: GEIST

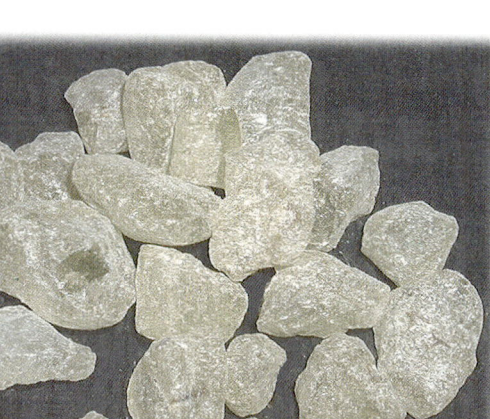

Herkunft

Dieses weiße Harz stammt von einem Baum, der in Südostasien beheimatet ist und dort relativ häufig vorkommt. Es ist allerdings wichtig zu wissen, dass auch unterschiedliche Harze in dunkleren Farben bisweilen unter dem Begriff Dammar gehandelt werden. Das echte Harz ist hell bis transparent und weiß bestäubt.

Traditionelle Verwendung

An seinem Ursprungsort gilt Dammar traditionell als Räuchermittel für Schutz und Reinigung. Da man es verstärkt industriell bei der Herstellung von Lacken, Firnissen und Klebstoffen einsetzt, wird Dammar in großen Mengen in alle Welt exportiert. Auch in der Parfümindustrie verwendet man es als Fixativ. In der malaiischen Sprache soll der Name Dammar „Licht" bedeuten und das Harz als solches hat auch lichtbrechende Eigenschaften. Wenn dunkle Stimmung herrscht, kann eine Räucherung dieses Harzes einen Umschwung

bewirken, mit dem Transzendentalen verbinden und Inspiration bringen.

Räucherhinweis

Eine Dammar-Räucherung führt ganz stark in den mentalen Bereich und aktiviert den Geist sehr deutlich. Es eignet sich also sehr für Anlässe, in der geistige Arbeit geleistet werden soll. Der helle, frisch-feine bis zitrusartige Duft wirkt wie ein Lichtstrahl, klärt diffuse mentale Zustände und soll auch hellsichtig machen können.

Duftbotschaft

Die feinen Vibrationen ätherischer Kräfte sammeln sich und treten in Verbindung mit dem Sucher.

„Helligkeit durchströmt dich"

89

DRACHENBLUT

Daemenorops draco
Calamus draco willd.
Palmengewächse/Arecaceae
Syn.: Sumatra-Drachenblut,
Indisches Zinnober, Rotangharz
Pflanzenteil: Harz
Elementarkraft: FEUER
Schwerpunkt: KÖRPER

Herkunft

Von der Drachenblutpalme, einer urweltlich anmutenden Baumgestalt, die in sumpfigen Gebieten Asiens, Afrikas und Australiens zu finden ist, stammt das rote Harz, das von Blüte und Frucht abgesondert wird und im Handel erhältlich ist. Auch vom Kanarischen Drachenbaum *(Dracena cinnabari)*, einer Attraktion der Kanarischen Inseln, stammt ein rotes Drachenblutharz, das jedoch kommerziell nicht relevant ist.

Traditionelle Verwendung

Dieser sagenumwobene Räucherstoff wird oft mit mythologischen Gegebenheiten in Zusammenhang gebracht. Unverwundbarkeit und martialische Kraft scheinen von ihm auszustrahlen. So wurden ihm stets magische Zauberkräfte nachgesagt. Mit seiner medizinisch-kosmetischen Wirkung wird es bereits bei Plinius als Bestandteil einer antiken Rosensalbe erwähnt. Insbesondere ist jedoch seine Relevanz als Zutat in rituellem Räucherwerk für Schutz und Opferung zu erwähnen. Seine Qualität als Binde- und Verstärkungsmittel für Reinigungsmischungen ist auch bei der Herstellung von Kirchenweihrauch unverzichtbar.

Räucherhinweis

Der dunkel-herbe, etwas gummiartig brenzlige Duft entfaltet in einer Reinigungsräucherung verbunden mit Weihrauch eine durchdringende Kraft. Mit Sandelholz, Zeder und Labdanum erzielt man eine sehr sinnliche Mischung.

Duftbotschaft

Unentschlossenheit und Zaghaftigkeit werden mit einem intensiven Feuerstoß verwandelt zu

„Stärke und Mut "

EICHENMOOS

Evernia prunastri
Flechtengewächse/Usneaceae
Syn.: Eichenlunge, Lungenmoos
Pflanzenteil: Flechte
Elementarkraft: ERDE
Schwerpunkt: KÖRPER

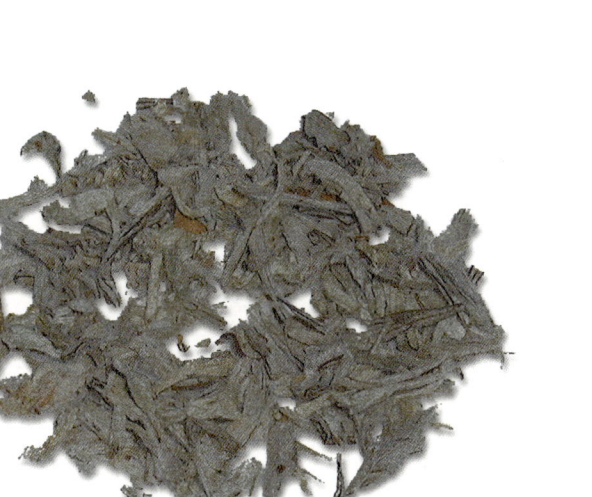

Herkunft

Wächst auf unterschiedlichen Bäumen, vorzugsweise Eichen und wird im europäischen Raum insbesondere in Frankreich, auf dem Balkan, in Griechenland, aber auch in Marokko, Algerien und Nordamerika gesammelt. Flechten sind ein Zwitterwesen, zu dessen Entstehung in Urzeiten Alge und Pilz eine Symbiose eingegangen sind, um als Pioniere des Lebens die Eroberung des Festlandes bewerkstelligen zu können. Sie produzieren beispielsweise eine Säure, mit deren Hilfe der Stein zu nahrhaftem Boden verwandelt wird.

Traditionelle Verwendung

Bei den Indianern ebenso wie im Britischen Pflanzenarzneibuch wird Eichenmoos bei Beschwerden der Atemwege als Gegenmittel aufgeführt beziehungsweise traditionell angewendet und speziell für Bronchitis, Husten und Asthma bei Kindern empfohlen. Es wird ihm eine reizmildernde Wirkung nachgesagt.

Räucherhinweis

Der bittere, ledrig-warme „Urduft" dieser Flechte ist sehr intensiv. Er steht für das Gewordene, den hinter sich gelassenen Prozess, das Leiden, durch das wir hindurch müssen, und kann daher die Auflösung schmerzhafter Erinnerungen unterstützen und vorantreiben. Das macht diesen Stoff geeignet für Sterbebegleitung und Anlässe, bei denen es um das Loslassen geht.

Duftbotschaft

Fester Boden, der Sicherheit schenkt und das Selbstvertrauen stärkt.

„Alles ist eins"

91

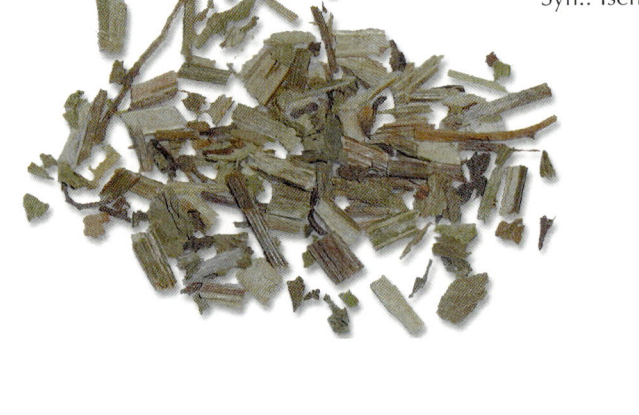

EISENKRAUT

Verbena officinalis
Eisenkrautgewächse/Verbenaceae
Syn.: Isenkraut, Druidenkraut, Traumkraut
Pflanzenteil: Kraut
Elementarkraft: LUFT
Schwerpunkt: GEIST

Herkunft

Die mehrjährige Pflanze mit kurzem Wurzelstock wächst in ganz Europa und wird 50 – 70 cm hoch. Auf teilweise verholzter Basis mit gezähnten und gefiederten Blättern und sehr langen Stielen sitzen die kleinen weiß-blauen Blüten.

Traditionelle Verwendung

Eisenkraut ist eine der zwölf magischen Pflanzen der Rosenkreuzer und heilige Pflanze der Kelten, die für Erhalt göttlicher Inspiration und Hellsichtigkeit sorgt. Es wurde immer als kraftvolles Mittel gegen Epilepsie, Kopfschmerz und Kropf eingesetzt, vertreibt bösen Zauber und Gespenster und ist von den Druiden zum Wahrsagen und Prophezeien verwendet worden. Es ist als Hexenkraut bekannt, hat besondere Beziehung zum Planeten Venus und soll die Liebeskraft stärken. Lässt Angst und Unsicherheit verfliegen.

Räucherhinweis

Eisenkraut ist als Zusatz in Räuchermischungen zu verwenden, wo die Reinigung von negativen Gedankenformen angestrebt wird und stattdessen Mut und innere Stärke erzeugt werden sollen. Lässt sich sehr gut mit Weihrauch kombinieren und empfiehlt sich auch als hervorragende Schutzräucherung. Im Ritual kann die lösende und beschleunigende Wirkung von Merkur sowie die liebevoll tröstende Wirkung von Venus visualisiert werden.

Duftbotschaft

Hier kommt Lösungsenergie wie von selbst, wenn emotionale Eruptionen nur Erschöpfung und Zweifel hinterlassen haben.

„Heilende Visionen aus dem Jenseits"

ELEMI RESINOID

Canarium luzonicum
Canarium commune
Balsambaumgewächse/Burseraceae
Syn.: Manila-Elemi
Pflanzenteil: Kraut
Elementarkraft: FEUER
Schwerpunkt: GEIST

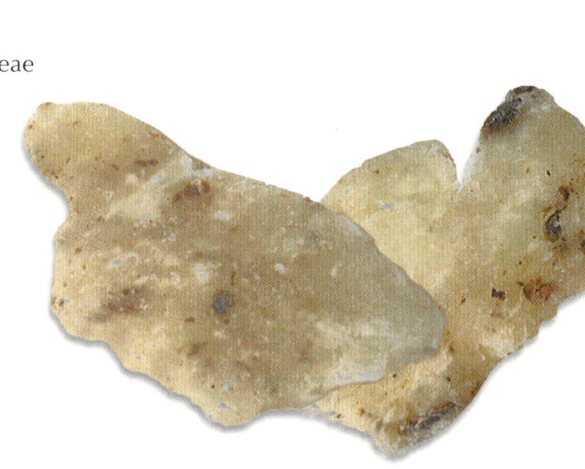

Herkunft

Auf den Philippinen und den Molukken ist dieser bis 30 m hohe tropische Baum zu Hause und wird dort auch kultiviert. Bei Verletzungen der Rinde sondert er einen Saft aus Harz und ätherischen Ölen ab, der einen sehr beißenden Geruch hat. Nach längerer Trocknung erstarrt dieser zu einer weichen, pastenartigen Konsistenz und wird durch ein Extraktionsverfahren dann zu dem festeren Resinoid verarbeitet.

Traditionelle Verwendung

Als Oleoresin wird Elemi in seinem Ursprungsland zur Hautpflege, bei Atemwegserkrankungen und zur allgemeinen Stimulierung eingesetzt. Es heißt, die alten Ägypter hätten es schon zur Einbalsamierung verwendet. In vielen alten Räucherrezepturen für Reinigung und Klärung wird Elemi als Zutat erwähnt. Die erfrischenden Eigenschaften dieses Materials sollen auf die Energiezentren des Menschen aktivierend und reinigend wirken.

Räucherhinweis

Bei Erschöpfung oder wenn geistige Aktivität gefragt ist, kann dieser frisch-grüne klärende Duft einen kraftvollen Energieschub liefern. Eine gute Morgenräucherung. Mit etwas Sandelholz kann (durch Erdung) der Gefahr des Abhebens begegnet werden. Vorsicht beim Räuchern auf dem Sieb. Elemi ist extrem leicht entzündbar!

Duftbotschaft

Ein positiver hoffnungsfroher Wink des Lebens, von den vielen Möglichkeiten, die es bietet, Gebrauch zu machen.

„Aufbruch zu neuen Ufern"

ERDRAUCH

Fumaria officinalis
Mohngewächse/Papaveraceae
Syn.: Elfenrauch, Ackerkraut, Erdgalle,
Feldraute, Krätzekraut
Pflanzenteil: Kraut
Elementarkraft: FEUER
Schwerpunkt: KÖRPER

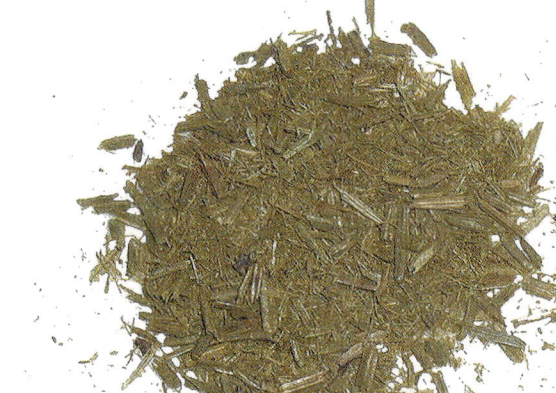

Herkunft

In ganz Europa wächst diese einjährige Pflanze auf kargem Ödland, in Ruinen und an Wegrändern. Sie wird 30 bis 70 cm hoch und hat einen niederliegenden oder aufrechten Stängel, der sich stark verästelt, gefiederte Blätter ausbildet und rosa bis purpurfarbene Blütentrauben hervorbringt.

Traditionelle Verwendung

Als stark reinigendes Heilkraut wurde Erdrauch wegen seiner abführenden und galleanregenden Wirkung, aber auch der schützend auf das Sehvermögen wirkenden Kraft geschätzt. Gegensätzliche Auswirkungen auf Kreislauf und Atmung sind bei höherer Dosierung (= betäubend) und niedriger Dosierung (= anregend) bekannt. Er gilt als uraltes keltisches Räuchermittel, wurde im Mittelalter zum Austreiben von Dämonen eingesetzt und um sich mit der Zwischenwelt in Kontakt bringen zu können. Als solches spielt es auch in der Hexenkunst eine bedeutsame Rolle. Für die Okkultisten steht es unter dem Einfluss von Mars und Saturn und sie sehen darin seine austrocknenden und reinigenden Eigenschaften begründet.

Räucherhinweis

Dieses Kraut hat eine stark polarisierende Wirkung, aber keinen sehr attraktiven Duft! Es sollte am besten zusammen mit Weihrauch und Kampfer verräuchert werden und hilft bei Entscheidungslosigkeit.

Duftbotschaft

Ein Einfluss, der den Prozess *auf Messers Schneide* bringt. Er führt zur Handlung und wirft die Frage auf:

„Wirklichkeit oder Illusion?"

EUKALYPTUS

Eucalyptus dives
Myrtengewächse/Myrtaceae
Syn.: Menthol-Gummi
Pflanzenteil: Früchte
Elementarkraft: FEUER
Schwerpunkt: KÖRPER

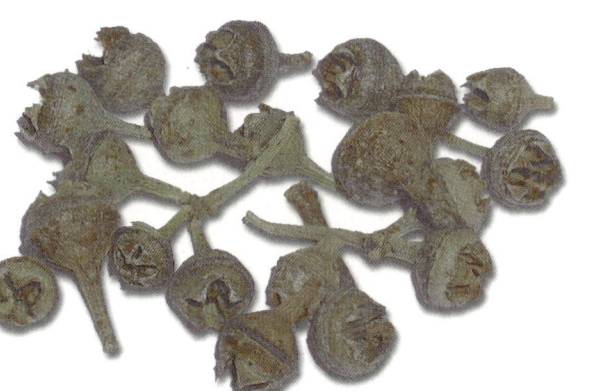

Herkunft

Dieser robuste, mittelgroße Eukalyptusbaum hat einen kurzen Stamm, breite Äste und eine faserige graue Rinde. Er wächst in Australien und Tasmanien und seine Blätter sind in jungem Zustand herzförmig, blaugrün und laufen später an beiden Enden spitz zu. Seine Fruchtstände bilden kleine Trauben, die sternförmig an kleinen Stielen sitzen. Blätter, Zweige und Fruchtstände duften stark.

Traditionelle Verwendung

Es heißt bei den Aborigines, „Hitze verlässt den Kranken und geht ins Feuer", wenn Blätter und Zweige dieses Baumes verbrannt werden. Sie setzen diese Medizin ein, um Fieber zu senken. Die reinigende, druck- und schmerzlindernde Wirkung des ätherischen Eukalyptusöls bei Infektionen der Atemwege sowie die Stärkung der Abwehrkräfte und des Nervensystems können auch in der Räucherung hilfreich zur Geltung kommen. Es kann die Ge-

danken klären und zur Abwehr destruktiver Einflüsse beitragen.

Räucherhinweis

Mit dem kräftigen medizinischen Duft dieser Räucherung erzielt man einen aktivierenden und energetisierenden Effekt. Die Atmung wird verbessert und Körperübungen lassen sich damit gut begleiten.

Duftbotschaft

Ein heiß-kalter Gegensatz wirkt polarisierend auf das Sein. Die inneren Sümpfe werden trockengelegt und die Konzentration kühlend auf das Überleben ausgerichtet.

*„Aus den Nebelschwaden
in die Klarheit treten"*

FENCHELSAAT

Foeniculum vulgare
Anethum foeniculum
Doldenblütler/Apiaceae
Syn.: Langer Kümmel, Brotsamen
Pflanzenteil: Saat
Elementarkraft: WASSER
Schwerpunkt: GEFÜHL

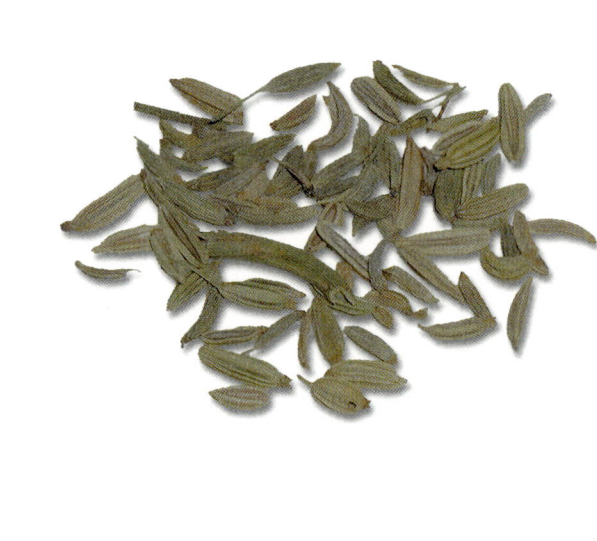

Herkunft

Der Fenchel ist eine zwei- oder mehrjährige Pflanze bis zu 2 m Höhe mit einer großen Wurzel, filigran-fiedrigen Blättern und goldgelben Blüten, die in Dolden angeordnet sind, aus denen wiederum große Dolden gebildet werden. Die wilde Form gedeiht in Südeuropa und ist als kultivierte Gartenpflanze in ganz Europa verbreitet.

Traditionelle Verwendung

Fenchel gilt als ein uraltes Heilmittel, das Langlebigkeit, Mut und Stärke verleihen kann. Er soll auch neutralisierend und krampflösend bei Verdauungsstörungen (Leber, Milz, Galle), entgiftend sowie stärkend für die Sehkraft sein. Die östrogenähnliche Wirkung, die auch die Milchbildung bei Stillenden fördert, weist auf den Bezug zum Weiblichen hin. Die Räucherung, so sagt man, ist geeignet, böse Geister fernzuhalten

Räucherhinweis

Der anisverwandte Duft mit einer leicht waldigen Note mischt sich gut mit Lavendel und Sandelholz. Etwas strenger als Anis im Eigenduft, empfiehlt es sich, ihn in Mischungen einzusetzen und die Saatkapseln vorher zu mörsern, da sie sonst mit einem kleinen Knall auf dem Feuer zerplatzen können. Hilft bei Einsamkeitsgefühlen.

Duftbotschaft

Die Anregung zu einer Lösung und Klärung von angestauten Problemen führt nach Hause in die Geborgenheit und zu innerer Stabilität.

„Trost und Entspannung"

FICHTENHARZ

Picea abies
Föhrengewächse/Pinaceae
Syn.: Burgunderharz, Waldweihrauch
Pflanzenteil: Harz
Elementarkraft: LUFT
Schwerpunkt: KÖRPER

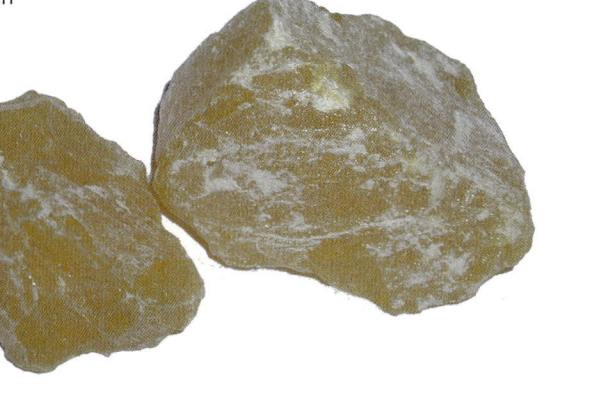

Herkunft

Die Fichte ist ein typischer Baum der europäischen Regionen, wird von 50 bis an die 70 m hoch und ist ein Flachwurzler. Ihr schnellwachsendes Holz und der kerzengerade Stamm haben eine starke industrielle Nutzung zur Folge, sodass große Monokulturen entstanden sind. Durch einen Erhitzungsprozess wird das reichlich zur Verfügung stehende Harz verfeinert und unter der Bezeichnung Burgunderharz verkauft.

Traditionelle Verwendung

Als Baumheiligtum der Germanen stand die Fichte für Schutz und Heilung (Mutterbaum) und auch zur Bewältigung der Todeserfahrung als „Sieg des lichten Geistes über den Tod hinaus"*. Die desinfizierende Kraft einer Fichtenharz-Räucherung wurde schon in alten Zeiten zur Reinigung von Räumen geschätzt. Sie soll auch auswurffördernd und gegen Gicht und Rheuma wirken. Das Terpentin wird aus Fichtenharz gewonnen. Wenn es verräuchert wird, übt es eine berauschende Wirkung aus, die zugleich euphorisierend und betäubend ist, was keinesfalls übertrieben werden darf, da es gesundheitsschädigende Folgen haben kann.

Räucherhinweis

Der intensive waldig-dunkelgrüne Duft einer Fichtenharz-Räucherung kann für Aufbau und Stärkung eingesetzt werden. Es ist mit Vorsicht auf dem Sieb zu räuchern, da es sehr dünnflüssig schmilzt und sich leicht entzündet.

Duftbotschaft

Himmel und Erde werden verbunden und der Körper ordnet sich ein und vermittelt im Dienste der Schöpfung.

„Das Licht weitergeben"

* S. Fischer-Rizzi, Blätter von Bäumen

GALBANUM RESINOID

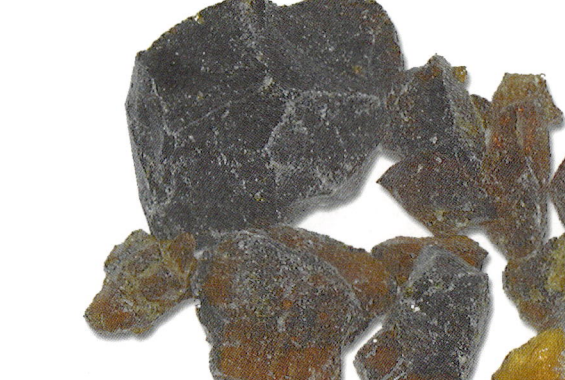

Ferula galbaniflua
Ferula gummosa
Doldenblütler/Apiaceae
Syn.: Mutterharz
Pflanzenteil: Wurzel
Elementarkraft: ERDE
Schwerpunkt: GEFÜHL

Herkunft

Dieses mehrjährige, fenchelartig hochwachsende Doldengewächs von 1 bis 2 m Höhe ist im Nahen Osten und Westasien heimisch. An der Basis oberhalb der Wurzel werden Schnitte gesetzt, um das milchartige Olecresin abzuzapfen, das im getrockneten Zustand zu einer braunen klebrigen Masse erstarrt. Zumeist wird das härtere iranische Galbanum gehandelt. Es gibt auch eine weichere Qualität aus Afghanistan (levantinisch).

Traditionelle Verwendung

Seit der Antike ist Galbanum als wichtiges Räucherwerk und als Heilmittel im Gebrauch. Medizinisch zur Hautpflege, bei Neuralgien, Muskelschmerzen und nervlicher Belastung, bei Verdauungsstörungen und Atemwegserkrankungen bewährt, ist es insbesondere als Räucherzutat in religiösen und volksmedizinischen Rezepturen von jeher unverzichtbar. Es war auch als schmerzstillendes Gegengift und für die Austreibung von Fehlgeburten bekannt und wurde bei Epilepsie und weiblichen Unterleibsproblemen geräuchert.

Räucherhinweis

Eine Reinigungsräucherung mit diesem waldig-grün-holzig duftenden Rauch ist ein gutes Mittel, sich von Geistern zu befreien, die man gerufen hat. Es hilft, sich von ungeklärten Gefühlen, Fremdenergien und daraus resultierenden Scheingefechten zu lösen. Als Zusatz in Kompositionen stärkt es die Authentizität.

Duftbotschaft

Das Erwachen der Bewusstheit schafft Kontakt mit der Essenz und die Maske kann fallen.

„Ruhe und Erdung stellen sich ein"

98

GALGANT

Alpinia galanga
Ingwergewächse/Zingiberaceae
Syn.: Radix galanga, Kolikwurzel
Pflanzenteil: Wurzel
Elementarkraft: FEUER
Schwerpunkt: KÖRPER

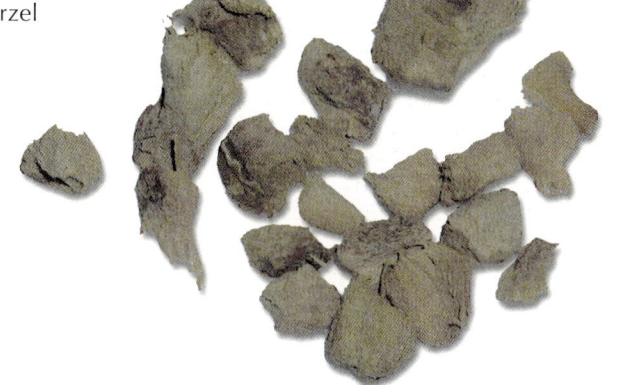

Herkunft

Man findet wilde Vorkommen dieser schilf-
artigen Pflanze auf der Südseite des Himalaya
in waldigen Arealen. Sie wächst auch in Thailand und China. Die Stiele erreichen eine
Höhe bis zu 2 m. Die kräftige Wurzel (Rhi-
zom) kann bis zu 1 m lang werden und ist als
sehr altes Heilmittel bekannt. Bereits die alten
Ägypter, Griechen und Römer kauften Galgant-
wurzel aus dem Südosten.

Traditionelle Verwendung

Laut Hildegard von Bingen („Naturkunde" vor
800 Jahren) hilft Galgant bei Behinderung der
Bewegungsfähigkeit und Problemen des Herzens durch unehrliches Gefühlsleben. Der
Ayurveda verwendet ihn bei Erkrankungen der
Atemwege sowie bei Rheumaleiden. Er wirkt
anregend und verdauungsfördernd und ist
auch ein bevorzugtes Gewürz der indonesi-
schen Küche.

Räucherhinweis

Heiß und pfefferig mit leichter Kampfernote
entfalten diese harten Wurzelstücke ihre
energetisierende Kraft über einen längeren
Zeitraum und eignen sich sehr gut für aktivierende und anregende Räuchermischungen,
zum Beispiel in Verbindung mit Dammar (Luft)
und Lavendel (Wasser).

Duftbotschaft

Es gilt, sich von dem zu lösen, was dich im
Zustand der Enge und des Leidens bindet. Ein
aromatischer Impuls, der dich mit Vertrauen
in deine Kraft versorgt und in den Prozess der
Heilung führen kann.

*„Das Ziel anvisieren
und sich einlassen"*

GANDEN KHÄNPA

Artemisia tibet.
A. caruifolia, A. dubia,
A. roxburghiana
Korbblütler/Asteraceae
Syn.: Himalayan Sage, Titepati,
Nagdhen, Nagdhamani
Pflanzenteil: Kraut
Elementarkraft: LUFT
Schwerpunkt: GEIST

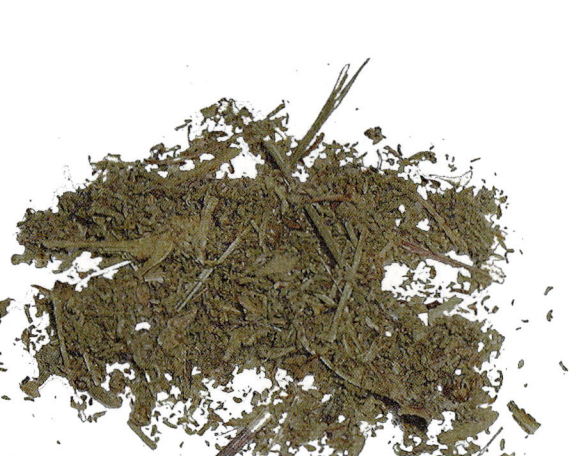

Herkunft

Die aufrecht wachsende und stark verzweigte Wermutart wächst im gesamten Himalaya in Höhen zwischen 1500 und 3600 m und wird besonders um das Kloster Ganden bei Lhasa geerntet. Die intensive Sonneneinstrahlung dieses Lebensraumes bedingt einen besonders hohen Anteil an ätherischen Ölen und entsprechend intensiver Duftcharakteristik.

Traditionelle Verwendung

Dieser Pflanze wird großer medizinischer Wert zugemessen. Sie wird im Ayurveda als krampflösendes und tonisierendes Mittel bei nervösen und spastischen Beschwerden, besonders bei Asthma und gegen Kopfschmerzen angewendet. Als Opfer für Shiva und bei Begräbnissen wird sie traditionell geräuchert. Auch anlässlich des tibetischen Neujahrsfestes dient dieser Beifuß als rituelles Mittel, um den Übergang zu unterstützen. Immer wieder ist es die Schwelle zu neuen Dimensionen, wo die reinigende Kraft der Artemisia gefragt ist, um eine Transformation gelingen zu lassen.

Räucherhinweis

Für Reinigungsräucherungen auch in Verbindung mit Wacholder ist dieses Kraut hervorragend geeignet. In Räucherritualen für Schutz und zur Abwehr negativer Energien, wenn neue Horizonte angesteuert werden sollen, kann es sehr empfohlen werden.

Duftbotschaft

Ruhe und innere Klarheit werden geschaffen und die Aufmerksamkeit mit starker Hand dorthin gelenkt, wo die neuen Aufgaben liegen.

„Sich einlassen und den Schritt wagen"

GELBHOLZSAAT

Zantoxylum alatum
Xantoxylum fraxineum
Rautengewächse/Rutaceae
Syn.: Zahnweh-Gelbholz
Pflanzenteil: Früchte
Elementarkraft: FEUER
Schwerpunkt: GEIST

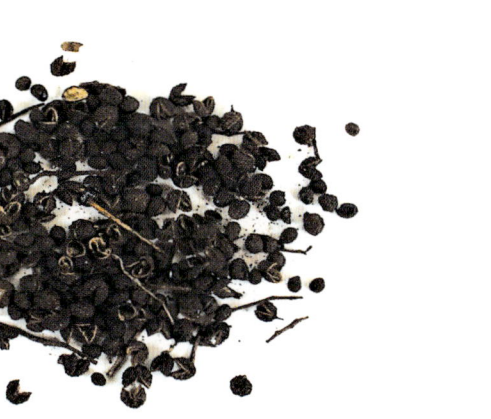

Herkunft

Dieser große Strauch/Baum wächst hauptsächlich in den heißen Tälern des subtropischen Himalaya, Trans-Indus und Punjab am gesamten Fuß des Himalaya östlich bis nach Bhutan, ist aber auch bis auf 2000 m Höhe zu finden. Er wird bis zu 4 m hoch, braucht viel Sonne, kann aber auch Temperaturen bis –20 °C aushalten.

Traditionelle Verwendung

Früchte und Rinde des Baumes werden gleichermaßen medizinisch verwendet als anregendes Mittel auf das Nervensystem bei Erschöpfungszuständen, Fieber sowie Störungen der Herz- und Verdauungsfunktionen (auch gegen Cholera). Im Ayurveda gilt es als umstimmendes Mittel. Die Früchte sollen dabei noch aktiver und entkrampfend sein. Wird als schmerzstillendes Mittel gegen Zahnweh verwendet und ist in Nepal auch als Zahnpflegemittel im Gebrauch.

Räucherhinweis

Die aromatischen Inhaltsstoffe (darunter Aldehyde) besitzen eine frisch-fruchtige, zitrusartige Note. Diese Qualität macht diesen Stoff geeignet für Morgenräucherungen oder Anlässe, die eine aktive unternehmungslustige Haltung benötigen. Lässt sich gut mit Harzen kombinieren.

Duftbotschaft

Mit aufreizend fröhlicher Extravaganz in das Leben gehen und für alle Extreme offen sein.

„Heiterkeit und Durchsetzungsvermögen"

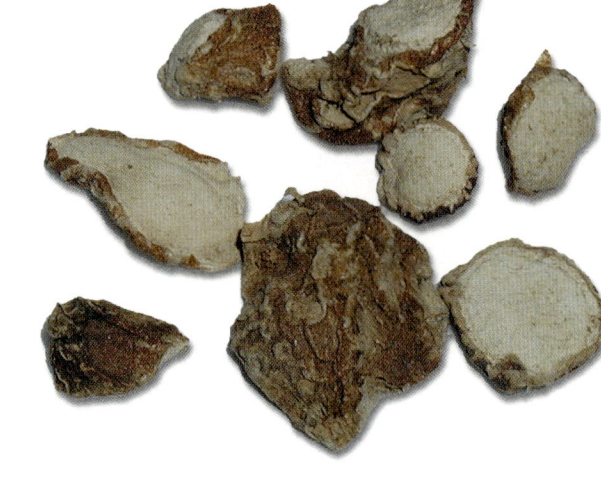

GEWÜRZLILIE

Kaempferia galanga
Ingwergewächse/Zingiberaceae
Syn.: Ginger Lily
Pflanzenteil: Wurzel
Elementarkraft: FEUER
Schwerpunkt: GEFÜHL

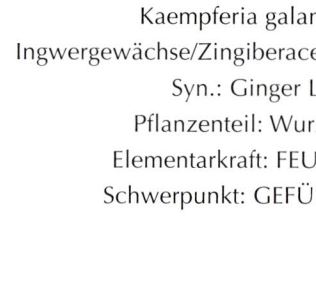

Herkunft

Dieses Ingwergewächs, aus dessen Wurzelknollen ein wichtiges ayurvedisches Heilmittel namens „Kapoor Kachali" oder auch „Kachiri" hergestellt wird, stammt aus Indien. Es wächst dort im Überfluss in den Gärten. Während dieses Heilmittel in Nordindien aus einer ähnlichen Pflanze der Gattung *Hedychium spicatum* mit dem Zusatz „north" hergestellt wird, nimmt man *Kaempferia galanga* mit dem Zusatz „south walla" aus dem Süden des Landes.

Traditionelle Verwendung

Kapoor Kachali oder Kachiri wird zur Behandlung der Kopfhaut und Verbesserung des Haarwuchses eingesetzt. Wird auch gegen Husten und Probleme der Atemwege verwendet. Auch für Hautpuder zu festlichen Anlässen (Holi-Festival) nimmt man es. Von jeher wird die Knolle der Gewürzlilie bei der Herstellung von anregenden Dhoops und Räuchermischungen hinzugezogen und ist als Nerventonikum und Mittel gegen Depression bekannt.

Räucherhinweis

Ein feurig-würziger ingwerartiger Duft macht diese aromatische Wurzel zu einem besonderen Erlebnis mit sehr stimulierender Eigenschaft. Sie eignet sich auch besonders für spezielle Räucherwerkzubereitung, da sie relativ leicht zu feinem Pulver zerstoßen werden kann, das Aromaöle und Resinoide sehr gut aufnimmt.

Duftbotschaft

Aktivität und Lebensfreude werden vermittelt. Genuss und Vitalität bedingen sich gegenseitig zur Feier des Daseins.

„Den Moment der Leichtigkeit nutzen"

GEWÜRZNELKE

Eugenia caryophyllata
Syzygium aromaticum
Myrtengewächse/Myrtaceae
Syn.: „Blume der Götter"
Pflanzenteil: Knospen
Elementarkraft: FEUER
Schwerpunkt: KÖRPER

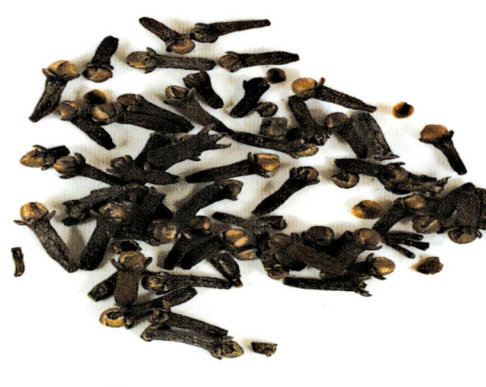

Herkunft

Der schlanke immergrüne Baum mit einer Höhe von ca. 12 m und glatter grauer Rinde soll ursprünglich aus Indonesien stammen. Heute wird er weltweit, besonders jedoch auf den Philippinen, Molukken und auf Madagaskar kultiviert. Die getrockneten Blütenknospen dieses Baumes werden als Gewürznelken gehandelt.

Traditionelle Verwendung

Auf der ganzen Welt sind Nelkenknospen als Küchengewürz bekannt. Die medizinische Tinktur wird bei Hautinfektionen und parasitärem Befall und Zahnschmerzen eingesetzt. Gegen Übelkeit, Mundgeruch und Durchfall wird in der chinesischen Medizin der Teeauszug und Nelkenöl verwendet. In indischen, tibetischen und japanischen Räucherstäbchen wird die Nelkenknospe verarbeitet. Die antiseptische Wirkung des Nelkenrauches machte sie bereits im Mittelalter wertvoll im Einsatz gegen Pestilenzen. Der Rauch ist gegen alle möglichen negativen Schwingungen und Angriffe inklusive aggressiver Insekten sehr wirksam. Die Räucherung soll auch sexuell anregend sein.

Räucherhinweis

Der typische intensiv-würzige Nelkenduft verträgt sich sehr gut mit Adlerholz, Elemi, Styrax, Benzoe und Weihrauch. Er lässt sich auch gut mit Muskatnuss und Zimt als stärkende Mischung modifizieren.

Duftbotschaft

Anfang und Ende als die zwei Seiten einer Medaille erkennen und alte Belastungen loslassen können.

„Mit Schwung in das Neue"

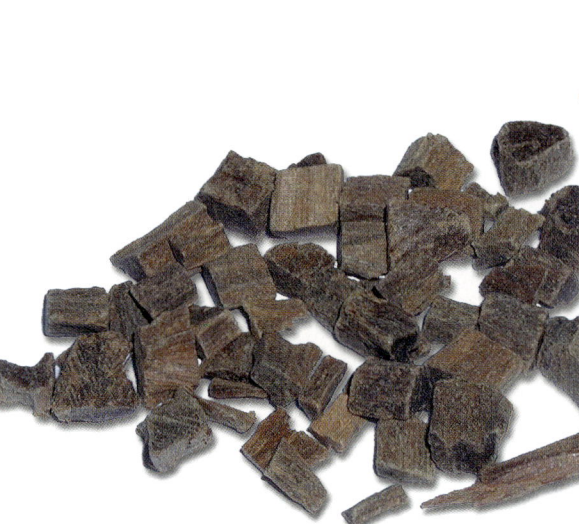

GUAJAKHOLZ

Guaiacum officinale
Guaiacum coulteri, palmeri, sanctum
Jochblattgewächse/Zygophyllaceae
Syn.: Franzosenholzbaum, Pockholz,
Lebensholzbaum
Pflanzenteil: Holz
Elementarkraft: ERDE
Schwerpunkt: GEFÜHL

Herkunft

Diese immergrüne tropische Baumart wird ca. 10 bis 13 m hoch, hat ein außerordentlich hartes Holz (schwerer als Wasser) und ist in den Bergen und Wäldern des zentralamerikanischen und karibischen Raumes heimisch. Unter Sonnenbestrahlung scheidet die Rinde auf natürlichem Wege auch ein aromatisches Harz aus, das ebenso wie das Holz von heilkundlicher Bedeutung ist. Das ursprünglich gelbe Holz oxidiert an der Luft und wird grau-bläulich. Beim Verräuchern verfärbt es sich rötlich und scheidet das dunkle Resinoid deutlich sichtbar aus.

Traditionelle Verwendung

Bei den indianischen Eingeborenen bis zurück zu den Azteken wurden die aromatischen Produkte dieses Baumes, der auch als *palo santo* (heiliges Holz) bezeichnet wird, medizinisch und rituell verwendet. Bei Husten und Erkältung wurde es geräuchert und im 16. Jh. als Mittel gegen die Syphilis (Franzosenkrankheit) nach Europa gebracht. Das Holz wird von den Indianern aufgrund seiner Härte gegen männliche Potenzschwäche als Sympathiemittel angewendet. Durch seine besonders euphorisierende Wirkung eignet es sich als sensibilisierendes Aphrodisiakum.

Räucherhinweis

Der vanillig weiche Duft wirkt dämpfend und besänftigend auf ein zu leidenschaftliches Temperament und stimuliert bei ängstlicher Zurückhaltung.

Duftbotschaft

Die Geschichte von der harten Schale, die den weichen Kern umschließt.

„Hier sind Feinsinn und Kraft vereint"

GUGGUL

Commiphora mukul
Balsamodendron agollocha
Balsambaumgewächse/Burseraceae
Syn.: Indisches Bdellium, Guggula
Pflanzenteil: Harz
Elementarkraft: WASSER
Schwerpunkt: GEFÜHL

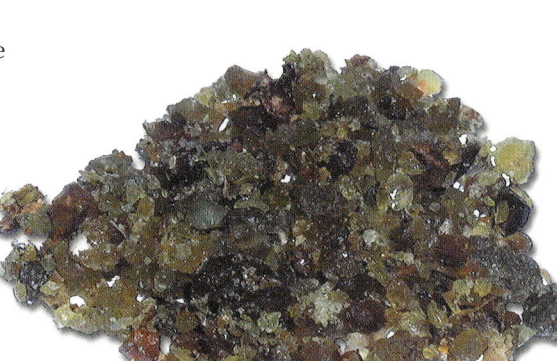

Herkunft

Ein kleiner, dorniger, strauchartiger Baum, der in trockenen, steinigen Gegenden im zentralen und nördlichen Indien und Pakistan beheimatet ist. Das Harz wird durch Einschnitte in die Rinde von wild wachsenden Bäumen geerntet. Sein Bestand ist heute durch Raubbau gefährdet.

Traditionelle Verwendung

Guggul gehört zu den wichtigsten Naturheilmitteln Indiens und seiner ayurvedischen Gesundheitslehre. Seine regulative Wirkung auf das Verdauungssystem und die weiblichen Unterleibsorgane wird hoch geschätzt und es gilt als stimulierend auf die innere Sekretion, entgiftend und stark desinfizierend. Guggul hat eine Heilwirkung auf Rheuma, Haut- und Nervenkrankheiten. Außerdem ist es als gutes Aphrodisiakum bekannt. Seit dem Altertum kennt man es in Europa unter der Bezeichnung *Indisches Bdellium* als Räuchermittel. Auch in In-dien, Nepal und Tibet spielt es in psychoaktiven medizinischen, magischen und spirituellen Zusammenhängen eine wichtige Rolle.

Räucherhinweis

Der Räucherduft ist sehr intensiv, süß-balsamisch bis vanillig mit herbharzigen Anklängen. Guggul kann das Nervensystem von vielfältigen toxischen Belastungen aller Art befreien. Verräuchert löst es Verspannungen aller Art und erzeugt einen Zustand von tiefer Ruhe und Gelassenheit. Es ist auch wirksam zur Abwehr von Moskitos.

Duftbotschaft

Alle störenden Einflüsse müssen weichen und nur das bleibt, was von vitaler Bedeutung ist.

„In die Tiefe spüren"

GUMMI ARABICUM

Acacia senegal willd.
Acacia spp.
Mimosengewächse/Mimosaceae
Syn.: Kordofan, Senegal-Gummi
Pflanzenteil: Harz
Elementarkraft: LUFT
Schwerpunkt: GEFÜHL

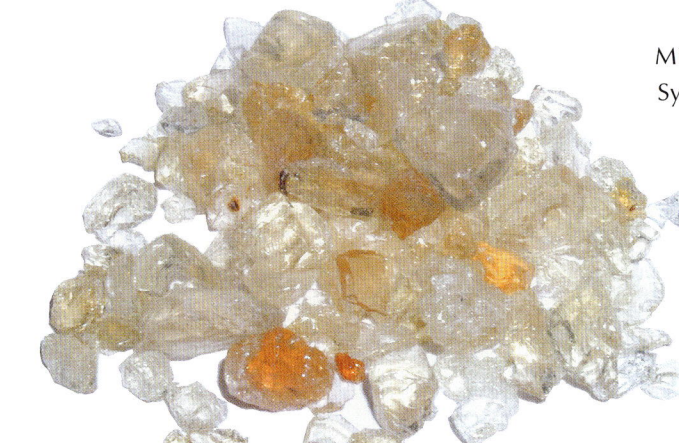

Herkunft

Von über einhundert verschiedenen Akazienarten kann ein Gummiharz gewonnen werden, von denen einige afrikanische Harze sogar giftig sind. Australische und amerikanische Akazienarten enthalten ein psychoaktives Alkaloid. Das so genannte Gummi Arabicum stammt von etwa zehn unterschiedlichen afrikanischen/indischen Arten. Es sind strauchartige Bäume, deren gummiartiger Rindensaft zu glasartigen Stücken trocknet, die in Wasser löslich sind.

Traditionelle Verwendung

Akazien, die dieses Harz liefern, waren schon im Mittelalter gut bekannt. Ihre volksmedizinische Verwendung hat eine lange Geschichte. Bei Fieber, Geschwüren, Augenkrankheiten, Durchfall und Frauenkrankheiten bieten sie Hilfe. Eine bedeutende Rolle als Bindemittel spielt das Harz noch heute in der Farb- und Lebensmittelindustrie. Auch als Bindemittel für

Räuchermischungen wird es seit alten Zeiten verwendet, denn es hat beim Räuchern fast keinen Eigengeruch. Das Gummi gilt als Tonikum und Aphrodisiakum, macht feinfühlig und sensibel für die Umwelt.

Räucherhinweis

Das pulverisierte Material ist ein idealer Träger für ätherisches Öl, um dieses Räuchermischungen beizufügen. Als angefeuchteter Zusatz kann damit auch eine knetbare Masse aus verschiedenen Materialien gebildet werden, die nach Trocknung erhärtet.

Duftbotschaft

Verschmelzend sich dem hingeben, was auf Entstehung drängt und wahrgenommen werden möchte.

„Formbildung durch Transparenz"

HIMALAYA-RHODODENDRON

Rhododendron anthopogon
Heidekrautgewächse/Ericaceae
Syn.: Balu, Bhale sunpate
Pflanzenteil: Stiele und Blätter
Elementarkraft: FEUER
Schwerpunkt: KÖRPER

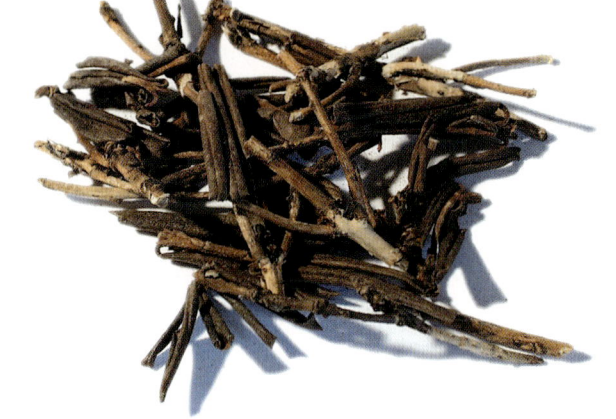

Herkunft

Dieser kleinwüchsige buschige Rhododendronstrauch wächst im zentralen Himalayagebirge und kommt bis in 4500 m Höhe vor. Er ist eine traditonsreiche Pflanze des Königreichs Nepal und bildet ein stark aromatisch duftendes Harz aus, das in den verholzten Stielen und kleinen lederartigen Blättern enthalten ist.

Traditionelle Verwendung

In den Häusern der Tibeter und Nepali -Tibeter wird regelmäßig neben dem Wacholder auch Rhododendron zur morgendlichen Reinigung geräuchert. Der Rauch soll Krankheiten vertreiben und mit der Götter- und Geisterwelt verbinden. Auch die altüberlieferte tibetische Medizin setzt auf die wärmende und stärkende therapeutische Wirkung dieser geschätzten Räucherpflanze. Sie soll Herz und Kreislauf anregen, Vertrauen schenken und gegen Angst und Enge wirken. Schwächezuständen des Körpers und einer instabilen Gefühlslage kann damit gleichermaßen begegnet werden.

Räucherhinweis

Ähnlich dem Sumpfporst entfaltet die Räucherung ein kräftig harzig-warmes Aroma mit würziger bis holziger Note. Sollte nicht bei Bluthochdruck verwendet werden.

Duftbotschaft

Ein Anstoß, mutig und tatkräftig ans Werk zu gehen und unnötige Hemmungen zu überwinden.

„Sich stark und fähig fühlen"

HIMALAYA-WACHOLDER

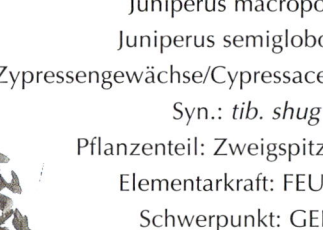

Juniperus macropoda
Juniperus semiglobosa
Zypressengewächse/Cypressaceae
Syn.: *tib. shug pa*
Pflanzenteil: Zweigspitzen
Elementarkraft: FEUER
Schwerpunkt: GEIST

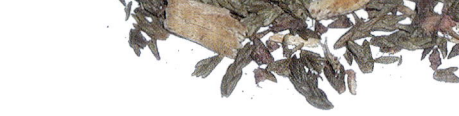

Herkunft

Ein kraftvolles Gewächs, das strauchartig oder als Baum 10 bis 20 m hoch wächst und im Himalaya in Höhen bis zu 4000 m zu finden ist. Je höher die Regionen, in denen diese Bäume wachsen, als desto heiliger und im Besitz mächtiger Geister werden sie angesehen. Die naturgegebenen Voraussetzungen dieser Höhenlagen lassen eine sehr intensive aromatische Charakteristik entstehen.

Traditionelle Verwendung

Das Verräuchern der Zweigspitzen dieser Wacholderart gehört zum täglichen Reinigungs- und Schutzritual in den Häusern der Menschen des Himalaya und ist ein wichtiger Bestandteil der tibetischen Räucherkultur. Es wirkt desinfizierend und stark raumluftreinigend auch gegen sehr unangenehme Gerüche und wird des weiteren zum Vertreiben von Insekten und Mücken eingesetzt. Die Abwehr negativer Einflüsse gilt in jeder Hinsicht.

Der Rauch wird „Nahrung der Götter" genannt und hat eine spezielle Bedeutung im schamanischem Gebrauch bei exorzistischen Ritualen oder um Trancezustände zu erlangen.

Räucherhinweis

Der geräucherte Duft der Zweigspitzen ist aromatisch würzig-harzig bis holzig. Zur Verfeinerung der Sinneswahrnehmung ist die Räucherung bei der Visionssuche zu empfehlen.

Duftbotschaft

Mit starker Hand wirst du in den Bereich des Übersinnlichen als Erfahrung der Einheit geführt.

„Innere Verbindung mit dem Ganzen"

IMMORTELLE

Helichrysum arenarium
H. italicum, H. angustifolium
Korbblütler/Asteraceae
Syn.: Everlasting, Katzenpfötchen,
Gelbes Sandruhrkraut
Pflanzenteil: Blüten
Elementarkraft: FEUER
Schwerpunkt: GEFÜHL

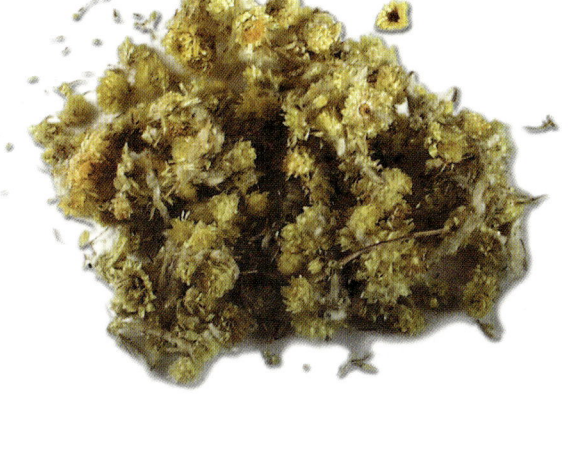

Herkunft

Im zentralen und südlichen Europa im Balkan bis Zentralasien findet man diesen mehrjährigen 30 – 60 cm hoch wachsenden Strohblumenstrauch mit gelben Blütendolden an trockenen und sonnigen Orten. Vorzugsweise siedelt er auf felsigen, steinigen Böden und man sammelt von jeher die blühenden Sprossspitzen auf Grund ihrer heilkräftigen Wirkung.

Traditionelle Verwendung

Diese südländische aromatische Pflanze gilt als hustenstillend, gut gegen Asthma, Bronchialkatarrh, Leberstauung und allergische Reaktionen der Nasenschleimhaut. Kürzlich wurde herausgefunden, dass sie auch bei Migräne, Arthritis und akutem Rheuma hilft. Äußere Anwendung wird auch bei Hautleiden verschiedenster Art empfohlen. Im Hinblick auf nervliche Überlastung spricht man ihr eine aufbauende und anregende Wirkung bei Schwäche, Stress, Antriebs- und Mutlosigkeit zu.

Räucherhinweis

Gut geeignet für Mischungen mit Harzen und Resinoiden. Eine sehr sinnlich anregende Mischung ergibt sich mit einem Kügelchen Labdanum in die Mitte der Blüten gerollt, ein sehr tragender „Herzensduft" in Verbindung mit Mastix. Gut einsetzbar, wenn innere Verkrampfungen vorsichtig gelöst werden wollen.

Duftbotschaft

Der Bezug zum Licht (Helios) und das Sonnenhafte findet seinen Ausdruck in wärmend umfassender Führung zur inneren Mitte.

„Sich einlassen auf das, was ist"

109

INGWER

Zingiber officinale
Ingwergewächse/Zingiberaceae
Pflanzenteil: Wurzelknolle
Elementarkraft: FEUER
Schwerpunkt: KÖRPER

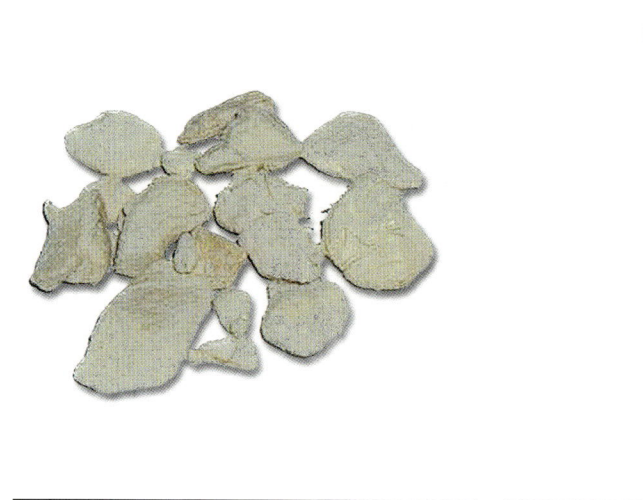

Herkunft

Die Ingwerpflanze stammt aus Südostasien und wird heutzutage überall in den Tropen kultiviert. Von Afrika über die Karibik bis China und Japan baut man ihn an. Es ist eine mehrjährige Pflanze, die bis zu 1 m hoch wird und einen dicken, wuchernden Wurzelstock entwickelt, aus dem schilfrohrähnliche Stängel mit schmalen lanzettförmigen Blättern wachsen und weiße oder gelbe Blüten bilden.

Traditionelle Verwendung

Im Osten wird die Ingwerwurzel seit Jahrhunderten als Küchengewürz und Hausmittel gegen vielerlei Beschwerden wie Rheuma, Ruhr, Zahnschmerzen, Durchfall oder Malaria eingesetzt. Insbesondere bei Verdauungsstörungen schätzt man ihre Wirksamkeit. Aber auch als Duftstoff in Kosmetika und Parfüms sowie als Geschmacksstoff in Nahrungsmitteln und Getränken wird sie eingesetzt. Im Zen-Buddhismus ist Ingwer einer der sieben wichtigen Räucherstoffe.

Räucherhinweis

Der typische süß-heiße Duft geräucherter Ingwerwurzel hat eine sehr wärmende und mobilisierende Wirkung auf Tatkraft und Entscheidungswillen. Mischt sich besonders gut mit Adlerholz, Sandelholz, Zimt, Nelken und Kampfer.

Duftbotschaft

Ein kräftiger aromatischer Feuerstoß, der aus der Erstarrung führt und die Energie frei fließen lässt, um Blockaden zu überwinden.

„Leben ist Bewegung"

JALAPIN

Ipomoea tryanthina lind
Ipomoea orizabensis
Windengewächse/Convolvulaceae
Syn.: Mex. Scammony resin
Resina Scammoniae, Scammonin
Pflanzenteil: Resinoid
Elementarkraft: WASSER
Schwerpunkt: GEFÜHL

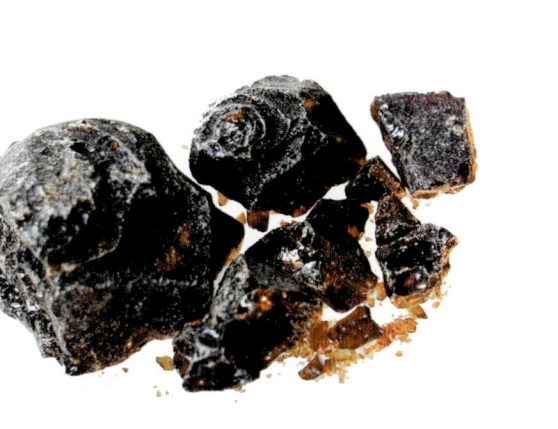

Herkunft

Eine Windenart, die in den östlichen Hügeln der mexikanischen Anden (insbes. Orizaba) in einer regenreichen Atmosphäre beheimatet ist. Sie wächst schlingpflanzenartig und entwickelt rot-violette, trichterförmige Blüten ähnlich der amerikanischen Morning Glory. Aus den dicken, süßlich aromatisch duftenden Wurzelknollen wird ein milchiger Extrakt gepresst, der für die Gewinnung des kristallinen Resinoids dient, das einen sehr charakteristischen Duft besitzt.

Traditionelle Verwendung

Die Azteken sollen diese Wurzel als ein magisch-medizinisches Prinzip verwendet haben. Wer sich die Hände mit dem milchigen Saft der Wurzel einrieb, konnte ungestraft nach hochgiftigen Schlangen greifen. Würgende, einschnürende Krankheiten können damit bekämpft werden. Medizinisch gilt sie als hilfreich bei Leber-, Nieren- und Lungenbeschwerden. Eine saturnische Energie wird der Pflanze zugeschrieben. Sie erzeugt eine starke reinigende Kraft gegen träge und verschleimte innere Prozesse und kann auch bei zerebralen Beschwerden hilfreich sein. Zudem hat sie aphrodisische Qualitäten.

Räucherhinweis

Der Räucherduft dieses besonderen und sehr seltenen Stoffes ist so speziell, dass er als das „vertraute Geheimnisvolle" bezeichnet werden kann. Ein starkes Gefühl wird ausgelöst, das mit einer enormen Spannung einhergeht, bevor eine tiefe Ruhe sich ausbreitet. Ein Erlebnis für jeden, der auf der Suche nach ganz neuen Erfahrungen ist.

Duftbotschaft

Eine merkwürdig blumige Woge des Unwägbaren überschwemmt das Gemüt und führt mit sicherer Hand an die Wurzel der Dinge.

„Befreiung von dramatischen Eskapaden"

KAKAOSCHALE

Theobroma cacao L.
Sterkuliengewächse/Sterculiaceae
Syn.: Cacao
Pflanzenteil: Fruchtschale
Elementarkraft: WASSER
Schwerpunkt: GEFÜHL

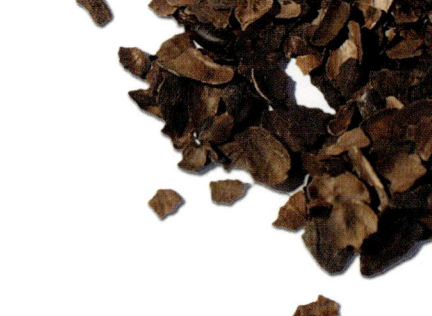

Herkunft

Aus den tropischen Regenwäldern Mittelamerikas stammt der immergrüne Kakaobaum, von den Azteken *Cacahuatl* genannt. Der lange, dünne Unterholzbaum, der im Schatten großer tropischer Bäume wächst, wird ca. 15 m hoch. Direkt aus dem Stamm und dicken Ästen wachsen Blüten das ganze Jahr hindurch. Die ca. 20 x 9 cm großen ledrig-holzigen Früchte enthalten bis zu 50 bohnenförmige Samen, die geröstet und zur Verarbeitung aufgebrochen werden. Die Schalen eigenen sich zum Räuchern.

Traditionelle Verwendung

Während Kakao – seit etwa 4 Jahrhunderten bekannt – in Europa vorübergehend sogar einmal als illegale Droge galt, ist er heute als Grundstoff der Schokoladenherstellung vom Markt nicht mehr wegzudenken. Hauptwirkstoff ist das stimulierende Alkaloid Theobromin, das zu Abhängigkeit führen kann. Ein geringer Anteil Koffein macht ihn zusätzlich anregend, wobei er insbesondere auf die Psyche Einfluss zu nehmen scheint. Bereits die Azteken und Mayas kultivierten ihn als heiligen Baum und schätzten seine Früchte (Götterspeise) als ein Mittel, das Lebensfreude zu steigern vermochte. Indianer des Regenwaldes räuchern in rituellen Zusammenhängen noch heute zeremoniell mit Kakaobohnen.

Räucherhinweis

Entfernt an aufgebrühten Kakao erinnernd, entfaltet sich der Duft warm und verlockend. Er bringt eine appetitliche Sinnlichkeit in Mischungen hinein. Eignet sich auch für Liebesräucherungen.

Duftbotschaft

Im Wesen angenommen sein und mit sich selbst eins werden schafft inneren Frieden.

„Sich aufgerichtet und getröstet fühlen"

KALMUSWURZEL

Acorus calamus
Calamus aromaticus
Aronstabgewächse/Araceae
Syn.: Ackerwurz, Magenwurz
Deutscher Ingwer (Zitwer),
Sanskrit: *vasha (Kraft des Wortes)*
Pflanzenteil: Wurzel
Elementarkraft: WASSER
Schwerpunkt: GEFÜHL

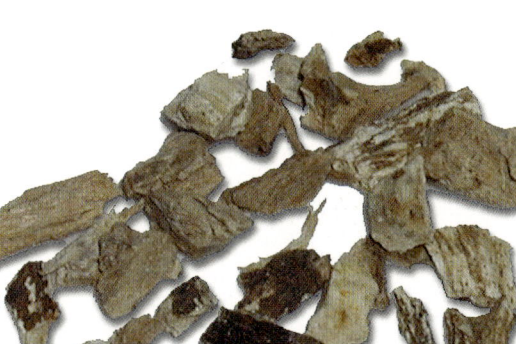

Herkunft

Diese schilfähnliche Sumpfpflanze mit schwertförmigen Blättern wächst am Ufer von Seen und Flüssen. Sie ist in Indien und Burma heimisch, ähnelt der Schwertlilie und bildet einen waagerechten, bis 1 m langen Wurzelstock, der fleischige Knollen nach unten in den Schlamm treibt. Seit dem 16. Jh. verbreitet sie sich auch in Europa und Nordamerika.

Traditionelle Verwendung

In Indien gilt die Pflanze als Volksheilmittel gegen Verdauungsstörungen, Kopfschmerzen und Husten. In Ägypten nimmt man die Wurzel als Aphrodisiakum. Sie wird der Venus zugeordnet und bei Frauenkrankheiten eingesetzt. Im Himalaya räuchert man sie als geistig aufhellendes Nerventonikum zur Meditation. Ihr werden geistig revitalisierende Kräfte zugeschrieben. Nordamerikanische Indianer (Cheyenne) schätzen die reinigende Kraft der Kalmus-Räucherung auch in der Schwitzhüttenfeier.

Räucherhinweis

Die holzig-orientalisch-ledrige Duftnote schmiegt sich hervorragend in eine Mischung hinein und verbindet sinnliche und geistige Aspekte miteinander.

Duftbotschaft

Eine Atmosphäre sanfter magischer Stimmung entsteht und lässt neues Vertrauen in die eigenen Ausdrucksfähigkeiten erwachsen.

„Sich feinsinnige Wahrnehmung erlauben"

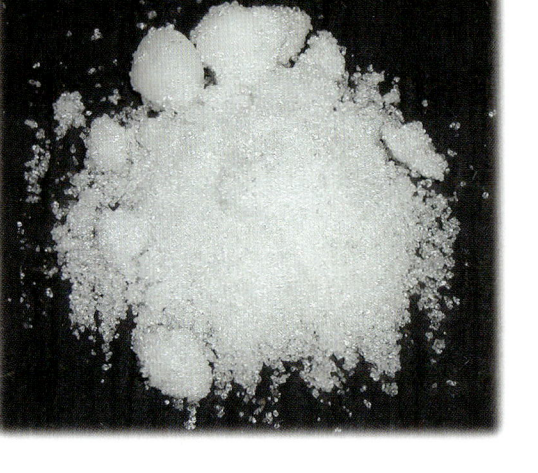

Cinnamomum camphora
Lorbeergewächse/*Lauraceae*
Syn.: Echter Kampfer,
chin. Drachengehirn
Pflanzenteil: Harzkristall
Elementarkraft: FEUER
Schwerpunkt: KÖRPER

Herkunft

Der mächtige immergrüne Kampferbaum ist in Südostasien beheimatet. Er wächst knorrig verzweigt, wird bis zu 50 m hoch und kann einen Durchmesser bis zu 5 m erreichen. Er trägt kleine grün-gelb-weißliche Blüten-büschel, aus denen rote Beeren hervorgehen. Ab einem Alter von ca. 50 Jahren beginnt er, den kristallinen rohen Kampfer auszuscheiden, der dann auch aus dem Holz destilliert wird.

Traditionelle Verwendung

Man nennt den Kampfer im Himalaya die „Me-dizin des wilden Mannes", womit möglicher-weise der Yeti gemeint ist. Er vermehrt „Prana" und öffnet gleichzeitig die Sinne. In der indi-schen Mythologie wird Kampfer auch mit Shiva, dem Gott des Rausches und der Erotik, assozi-iert, obwohl er dämpfend auf die Sexualenergie wirkt. Er besitzt das mondhaft-wässrige Element im Spannungsfeld zur feurigen Initiative. Der Ayurveda benutzt ihn als Beruhigungsmittel ge-gen Hysterie und Nervosität. Er wirkt aber auch anregend bei depressiven Zuständen. Er hilft bei Muskelverspannung, stärkt die Herztätigkeit, den Kreislauf und das ganze vegetative Nerven-system, ist heiß und kalt gleichzeitig. Kampfer ist Bestandteil vieler insektizider Mittel.

Räucherhinweis

Kampfer darf keinesfalls innerlich eingenom-men werden. Die weiße kristalline Substanz ist leicht entflammbar und muss mit großer Vor-sicht geräuchert werden. Der Rauch ist schnell und intensiv in der Gegenwart des Wahr-nehmenden, durchdringend, klärend, frisch und verfliegt sehr schnell. – Nicht in Gegenwart von Säuglingen und Kleinkindern räuchern!

Duftbotschaft

Konzentrationsvermögen und Bewusstheit schaffen Klarheit.

„Hervortreten und stark sein"

KARDAMOM

Elettaria cardamomum
Ingwergewächse/Zingiberaceae
Pflanzenteil: Frucht
Elementarkraft: FEUER
Schwerpunkt: GEFÜHL

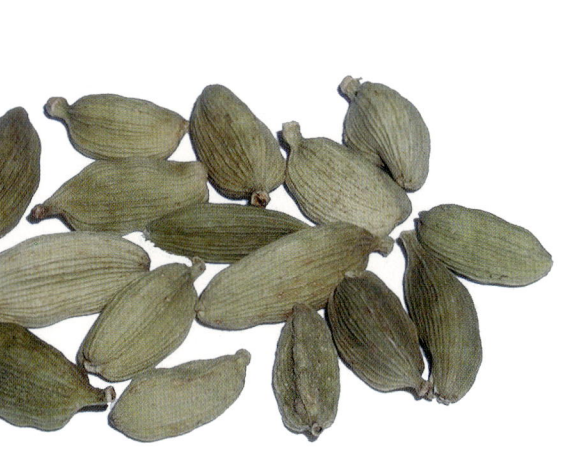

Herkunft

Eine mehrjährige schilfartige Pflanze, die im tropischen Asien heimisch ist, heute aber auch in Mittelamerika kultiviert wird. Ein auf dem Boden kriechender Wurzelstock bringt schilfrohrartige Blattstängel von 4 bis manchmal sogar 5 m Höhe hervor. Aus separaten, etwas kleineren Trieben entstehen Rispen von gelblichen Blüten mit purpurnen Spitzen, aus denen sich dann die grünen bis weißlichen Samenkapseln bilden. Diese haben drei Fächer, in denen je 5 bis 6 aromatische Samenkörner sitzen.

Traditionelle Verwendung

Als verdauungsförderndes Küchengewürz, zur Aromatisierung unterschiedlichster Genussmittel oder sogar Medikamente ebenso wie als Duftstoff in Seifen, Kosmetika und Parfüms wird Kardamom eingesetzt. Die traditionelle Medizin Chinas und Indiens kennt ihn seit 3000 Jahren als wirksames Mittel bei Lungenleiden, Verdauungsproblemen, Fieber und Harnwegsbeschwerden, nervösen Störungen sowie gegen giftige Bisse oder Insektenstiche. In Indien ebenso wie im alten Ägypten war er von jeher auch als Räuchermittel im Gebrauch.

Räucherhinweis

Die sinnlich tonisierende und nervlich ausgleichende Wirkung einer Kardamom-Räucherung kann in schwierigen Situationen oder bei Erschöpfungszuständen einen aufmunternden Impuls schenken und Bewegung erzeugen.

Duftbotschaft

Das Prinzip Hoffnung, wo es immer wieder eine Lösung gibt, wenn eine positive Grundhaltung eingenommen wird.

„Zuversicht und Lebensfreude"

KIEFERNHARZ

Pinus sylvestris
Kieferngewächse/Pinaceae
Syn.: Colophonium (Harz), Föhre
Pflanzenteil: Harz
Elementarkraft: LUFT
Schwerpunkt: GEIST

Herkunft

Diese immergrüne Konifere erreicht eine Höhe von 40 m, hat eine flache Krone, rötlich-schwarze Rinde und paarweise wachsende lange Nadeln. Sie hat die Tendenz, in Grenz-zonen zu wachsen und ist anspruchslos. Sie ist in ganz Europa heimisch und wird in Russ-land und USA kultiviert. Das Harz tritt aus Ris-sen in der Rinde aus und lässt sich das ganze Jahr hindurch sammeln. Das Kolophonium (Geigenharz) wird aus dem Kiefernbalsam de-stilliert und die Wasserrückstände werden dabei verdampft, wodurch es seine glasartig goldene Konsistenz erhält.

Traditionelle Verwendung

Schon im altgermanischen Baumkult galt die Kiefer als ein Symbol der Ausdauer und Über-lebenskraft und das Harz als „Waldweih-rauch", der Ruhe und Besänftigung schenkt. So wird sie im deutschen Volkstum als Schutz-kraft gegen negative Einflüsse und Hexerei gesehen. Medizinisch gilt die Kiefer als lungen-stärkend, keimtötend und anregend auf kör-perliche Funktionen. Den Räucherungen mit dem Harz wird eine kräftigende und wärmen-de Wirkung zugesprochen, die den Körper energetisieren, den Geist entspannen und dem Herzen Freude vermitteln kann.

Räucherhinweis

Der Bezug zwischen Körper und Geist (Saturn-Merkur) wird gestärkt und eingeengte Zustän-de werden mit Luft und Weite gelöst. Ist mit Vorsicht auf dem Sieb anzuwenden!

Duftbotschaft

Wenn es eng wird und der Weg steil wird, kommt Kraft und Zuversicht mit einem tiefen Atemzug … und es geht weiter.

„Im Spiel bleiben"

KORIANDER

Coriandrum sativum
Doldenblütler/Apiaceae
Syn.: Chinesische Petersilie
Pflanzenteil: Früchte
Elementarkraft: WASSER
Schwerpunkt: GEFÜHL

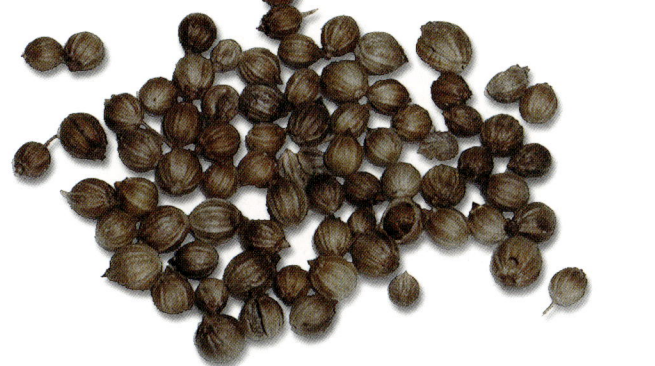

Herkunft

Diese einjährige aromatische Wiesenpflanze ist heimisch in Europa und Westasien und hat sich auch in Nordamerika ausgebreitet. Sie wird bis zu 1 m hoch, hat fein gefiederte hellgrüne Blätter und rosafarbene Blütendolden, in denen dann die runden braunen Früchte reifen.

Traditionelle Verwendung

Bereits die alten Ägypter räucherten die Kapseln. Man fand sie in Pharaonengräbern. Als Küchengewürz und medizinisches Mittel vor allem gegen Verdauungsstörungen wurde die Saat eingesetzt. Die chinesische Naturheilkunde behandelt damit Ruhr, Hämorrhoiden, Masern, Unwohlsein, Zahnweh und Erkältung. Auch bei Migräne und neuralgischen Beschwerden, nervöser Erschöpfung und Schwäche wirkt Koriander hilfreich. Die Römer verwendeten Korianderfrüchte für den Liebestrank und die Araber nutzten sie für Liebesräucherungen.

Räucherhinweis

Dies ist ein Umstimmungsmittel (Ayurveda) mit narkotischer Wirkung. Durch den Rauch können nervliche Belastungen kompensiert werden. Aphrodisische Stimmung verbreitet sich, nachdem der leicht brenzlige erste Eindruck dem feinen würzigen Aroma gewichen ist. Störungen im Umfeld werden ausgeglichen. Lässt sich gut mit Benzoe, Weihrauch, Myrrhe und Mastix kombinieren.

Duftbotschaft

Alle hinderlichen und destruktiven Kräfte werden besänftigt. Dies führt zu Harmonie und Kontaktbereitschaft.

„Gleichgewicht und Ruhe schaffen"

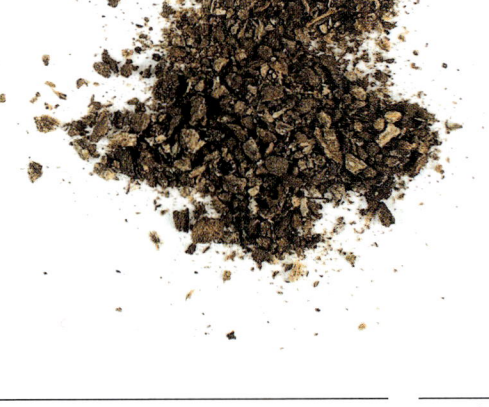

KOSTUSWURZEL

Saussurea lappa
Saussurea costus
Aplotaxis costus
Aplotaxis auriculata
Korbblütler/Asteraceae
Pflanzenteil: Wurzel
Elementarkraft: ERDE
Schwerpunkt: GEFÜHL

Herkunft

Die große mehrjährige Pflanze mit ihrer dicken Pfahlwurzel wächst aufrecht bis zu 2 m hoch und entwickelt an der Spitze viele fast schwarze Blüten. Ihre Heimat ist Nordindien und sie ist eng verwandt mit dem in Europa angesiedelten Alant (Inula helenium).

Traditionelle Verwendung

Als uraltes ayurvedisches Heilmittel wird die Wurzel bei Störungen des Verdauungssystems (bis zu Infektionen wie Cholera, Typhus) und Atemwegsbeschwerden (zum Beispiel Räucherung gegen Asthma) eingesetzt. Es ist auch ein altes Räuchermittel, das gute Wirkungen bei nervösen Spannungen, Schwächezuständen und Stressgefühlen zeigt. Die Araber verwenden Kostuswurzel für sinnliche Räuchermischungen. Auch in der Parfümerie schätzt man den aphrodisisch narkotischen Duft dieser Wurzel. – Wird auch als Abwehrmittel gegen Ungeziefer verwendet.

Räucherhinweis

Ein intensiv erdig-süßer Duft, der sehr gut geeignet ist, in Momenten der Orientierungslosigkeit instinkthaft in die eigene Mitte zu gelangen. Mit seinen erotisierenden bis animalisch stimulierenden Tendenzen ist er auch für Liebesräuchermischungen gut zu gebrauchen.

Duftbotschaft

Ein kraftvoller Schub in den positiven Bereich, wo das Leben sich in seinen bunten Farben zeigt.

„Licht in das Dunkel"

LABDANUM

Cistus ladaniferus
Cistus creticus
Zistrosengewächse/Cistaceae
Syn.: Ladanum, Lackzistrose
      Graubehaarte Zistrose
Pflanzenteil: Harz
Elementarkraft: WASSER
Schwerpunkt: GEFÜHL

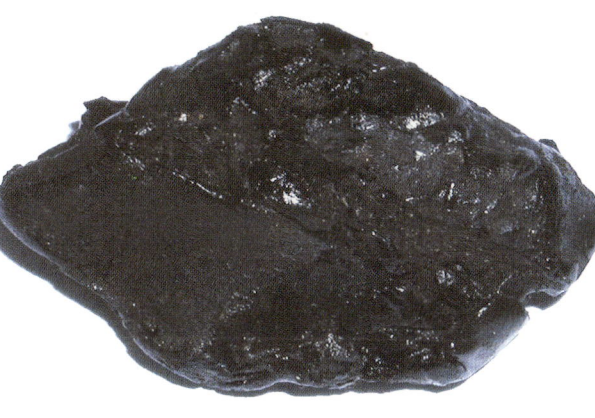

Herkunft

Dieser kleine klebrige Strauch mit schönen heckenrosenartigen Blüten, der zwischen 1 und 3 m Höhe erreicht, ist in bergigen Regionen im Mittelmeerraum heimisch. Besonders in Griechenland, auf Zypern, in Marokko, aber auch in Portugal, Spanien, Südfrankreich und auf dem Balkan ist er zu finden. Das Zistrosen-Gummi ist ein Olioresin, das die Pflanze absondert und das durch Kochen des Pflanzenmaterials in Wasser gewonnen wird. In früheren Zeiten hat man die Ziegen durch Zistrosen-Macchia getrieben und dann das klebrige Harz aus ihrem Fell gekämmt.

Traditionelle Verwendung

Schon in der Antike war Labdanum eine begehrte Substanz. Sein medizinischer Wert ist umfangreich. Anwendungen wie der Einsatz in der Körperpflege (gegen Falten und Haarausfall), die Förderung der Menstruation sowie als Fixiermittel und Duftstoff in der Parfümerie machte es zu einem Duftfavoriten der minoischen Frauen, die sich mit dem Rauch parfümierten. Es war der Liebesgöttin Aphrodite geweiht. Labdanum ist mit Kalmuswurzel und Styrax zu der „Chypre"-Räucherung vermischt worden und war zu allen Zeiten eine außerordentlich wichtige Räucherzutat.

Räucherhinweis

Der moschus-/ambraartige vielschichtige Duft trägt den Menschen auf eine Phantasie-Reise in die Sinneswelt und Körperlichkeit. Aus Mischungen mit Labdanum kann man sehr gut Räucherkügelchen drehen. Mit Wacholder, Zeder und Mastix ergibt sich eine sehr schöne Verbindung.

Duftbotschaft

Im Ruhepunkt zentrierter Bewusstheit in der eigenen Mitte kann aus der Fülle des Lebens geschöpft werden.

„Das Wunder der Sinne entdecken"

LAVENDEL

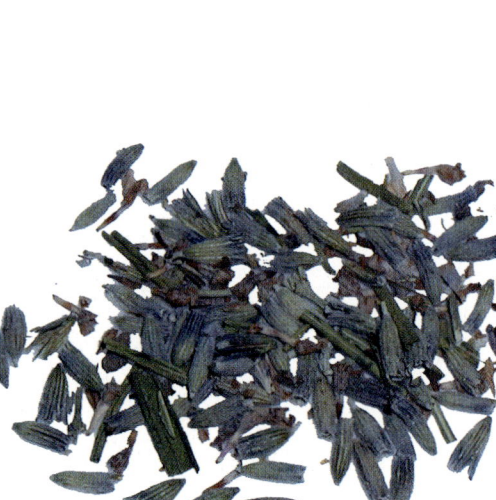

Lavandula angustifolia
Lavandula vera
Lippenblütler/Lamiaceae
Syn.: Kleiner Speik
Pflanzenteil: Blüten
Elementarkraft: WASSER
Schwerpunkt: GEIST

Herkunft

Eine immergrüne, stark duftende Staude mit holziger Basis, die bis zu 1 m hoch wächst. Sie hat hellgrüne schmale Blätter und blau-violette Blütenrispen an langen nackten Stängeln. Sie stammt ursprünglich aus dem Mittelmeerraum und wird heute in der ganzen Welt angebaut.

Traditionelle Verwendung

Der Duft des Lavendels als eines der bewährtesten Volksheilmittel der Welt ist fast jedem vertraut. Das ätherische Öl ist als Duftspender, gleichzeitig belebend und als lindernd beruhigendes Heilmittel im Einsatz und wird als die vielseitigste Essenz überhaupt betrachtet. Ob für Bewegungsapparat, Kreislauf, Atemwege, Verdauungs- und Immunsystem, Urogenitaltrakt oder Nervensystem und nicht zuletzt zur Insektenabwehr, immer schafft es wirkungsstark Abhilfe bei Problemen aller Art. Als Räucherstoff hat es seinen Hintergrund in der minoischen Tradition. Heute wird es noch in Kirchenweihrauch-Mischungen eingesetzt.

Räucherhinweis

Ein frisch-süßer bis zart-kampfriger Dufteindruck, der sich für Reinigung, Klärung und Insektenabwehr eignet. Lässt sich sehr gut in entspannenden Mischungen mit Zedernholz, Mastix, Kiefernharz, Eichenmoos und vielen anderen Stoffen kombinieren, ist aber auch gut allein zu räuchern.

Duftbotschaft

Ein friedlicher Impuls, der sanft in Richtung Klärung führt und Verbindung schafft.

„Licht in die Gefühle"

LEBENSBAUM

Thuja occidentalis
Zypressengewächse/Cupressaceae
Syn.: Thuja, Abendländischer Lebensbaum
       Northern white-cedar
Pflanzenteil: Zweige
Elementarkraft: ERDE
Schwerpunkt: KÖRPER

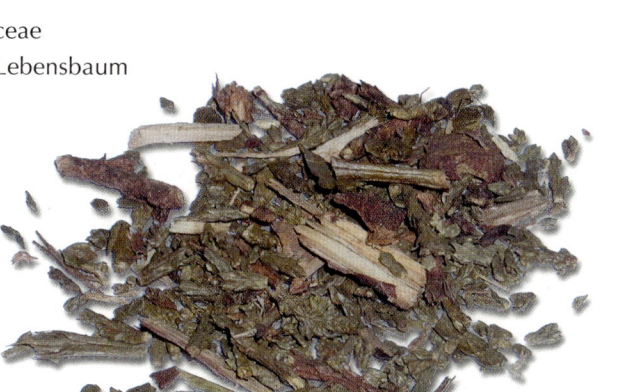

Herkunft

Eine elegante, kegelförmige Konifere von säulenhaftem Wuchs, die bis zu 15 m Höhe erreicht, recht anspruchslos ist und bis 800 Jahre alt werden kann. Die Heimat dieses Baumes liegt im Nordosten Nordamerikas. Heute wird er auch in Europa, insbesondere Frankreich, kultiviert.

Traditionelle Verwendung

Die schlanke geschlossene Kontur zeugt vom saturnischen Charakter dieses Baumes. Er wird zur Begrenzung von Grundstücken ebenso wie auf Friedhöfen gepflanzt und gilt als ein Symbol für die Begrenzung des Lebens. Thuja wurde bereits im Altertum in diesem Zusammenhang als Räucherstoff verwendet, wie man aus Resten von Thujaholz in einem Kohlebecken der Grabstätte Tutenchamuns geschlossen hat. Medizinisch wirkt er stärkend auf die körperliche Verfassung. Der Rauch hat auch insektenabwehrende Eigenschaften.

Räucherhinweis

Thuja ist toxisch bei oraler Einnahme, aber problemlos zu räuchern. Der geräucherte Duft der Zweigspitzen ist waldig, dunkel und ernst im Ausdruck. Thuja ist wie ein strenger Hinweis auf das wesentliche Thema. Es geht um die Einbindung dessen, was ausgegrenzt und nicht gesehen werden will.

Duftbotschaft

Bringt die Dinge auf den Punkt und führt heran an den Sinn des Lebens.

„Konzentration auf die Wirklichkeit"

121

LEMONGRASS

Cymbopogon citratus
Andropogon citratus
Süßgräser/Poaceae
Syn.: Zitronengras, Vervaine ind.
Pflanzenteil: Blätter, Halme
Elementarkraft: FEUER
Schwerpunkt: GEIST

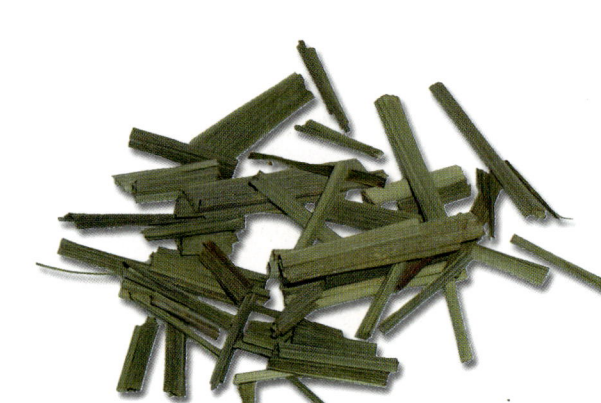

Herkunft

Ursprünglich aus Asien stammend, wird dieses schnell wachsende aromatische Gras hauptsächlich in Indien, aber auch in der Karibik und in Afrika angebaut. In tropischen Regionen wächst es bis zu 1,5 m hoch und entwickelt ein ausgedehntes Wurzelwerk, das den Boden in kurzer Zeit auslaugen kann.

Traditionelle Verwendung

Die traditionelle Medizin Indiens kennt seine heilende Wirkung bei fiebrigen Infektionen und ein beruhigender Einfluss auf das zentrale Nervensystem wurde von der modernen Forschung bestätigt. Ansonsten ist sein ätherisches Öl als antidepressiv, nervenstärkend und schmerzlindernd bekannt. Es ist ein viel eingesetzter Duftstoff in Seifen, Kosmetika und Parfüms sowie in Nahrungsmitteln und Getränken. Wird auch als Räucherkomponente in Kyphi-Rezepturen genannt.

Räucherhinweis

Für Morgenmeditationen und Situationen, wo frischer Schwung nötig ist, kann dieses Gras mit seiner öffnenden und anregenden Qualität gut einer Räuchermischung beigefügt werden. Ein zitronig-inspirierender Dufteindruck entfaltet sich schnell und entfaltet aktivierende Energie.

Duftbotschaft

Eine optimistische Stimmung verbreitet sich. Es entsteht sonnige Frische, die Freude und Inspiration vermittelt.

„Das Neue ist willkommen"

LINALOEHOLZ

Bursera delpechiana
Balsambaumgewächse/Burseraceae
Syn.: Mexikanische Linaloe
Ocotéa caudáta, Tacamaque
Pflanzenteil: Holz
Elementarkraft: WASSER
Schwerpunkt: GEFÜHL

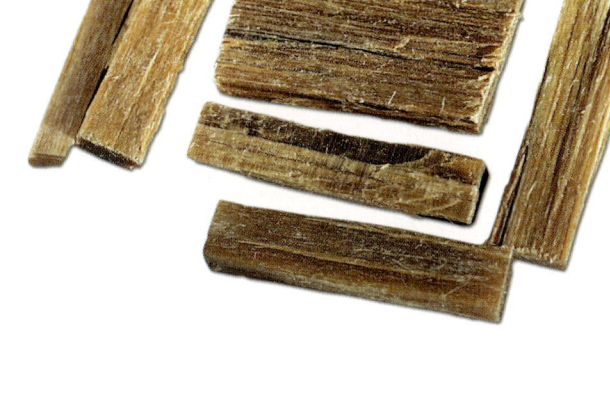

Herkunft

Der Linaloebaum wächst in Mittel- und Südamerika. Besonders häufig ist er in Mexiko zu finden. Der große Strauch oder Baum ist buschig, mit glatter Rinde und fleischigen Früchten. Erst nach etwa 20 bis 30 Jahren entwickelt er große Mengen an Resinoid in seinem Holz. Es ist damit leicht entzündbar und hat eine extrem lange Brenndauer.

Traditionelle Verwendung

Bereits die indianische Urbevölkerung verwendete das Holz als Feueranzünder und kannte die heilkräftigen Qualitäten der Verräucherung. Die Grundeigenschaften sind seelisch stabilisierend, antidepressiv, hautpflegend, abwehrstärkend, infektionshemmend, antibakteriell, antimykotisch, entspannend, entkrampfend. Man kennt medizinische Anwendungen gegen Infektionen aller Art, ein schwaches Immunsystem, Verspannungen, Krämpfe und psychosomatische Leiden. Linaloeholz wird auch in der Kinderheilkunde gerne eingesetzt.

Räucherhinweis

Süß-holzig und etwas blumig ist der Duft und kann bei nervösen Spannungen, stressbedingten Beschwerden und Ängsten als stärkend und schützend verwendet werden.

Duftbotschaft

Einladend schmeichelnd führt es dich an den Punkt deiner selbst wo du dich magst und akzeptierst.

„Sich selbst ein Freund sein"

LOBAN

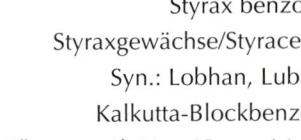

Styrax benzoin
Styraxgewächse/Styraceae
Syn.: Lobhan, Luban
Kalkutta-Blockbenzoe
Pflanzenteil: Harz/Gummi-Mix
Elementarkraft: WASSER
Schwerpunkt: GEFÜHL

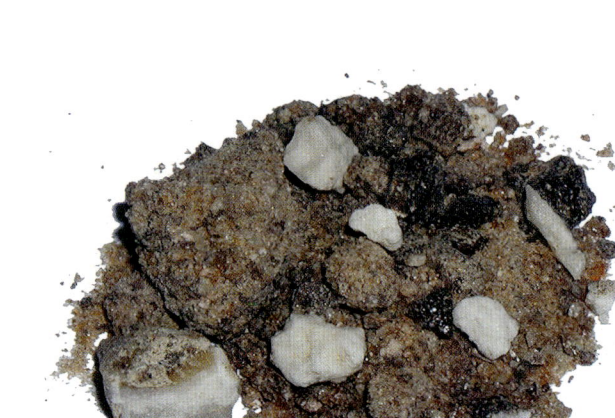

Herkunft

Loban ist eine allgemeine hinduistische Bezeichnung für Weihrauch-Harze. Auch Guggul (Commiphora mukul) und Indischer Weihrauch (Boswellia serrata) werden manchmal unter dieser Bezeichnung gehandelt. Üblicherweise handelt es sich jedoch um die so genannte Kalkutta-Blockbenzoe. Sie wird zwar auch als Sumatra-Benzoe bezeichnet, ist de facto jedoch eine Mischung mit anderen Gummis und Harzen, für deren Herstellung es in Malaysia und Indonesien unzählige „Geheimrezepturen" gibt, deren Resultat dann zu Blöcken gepresst in entsprechend unterschiedlichen Qualitäten über Kalkutta/Nordostindien vertrieben wird.

Traditionelle Verwendung

Der hohe Anteil von reiner Sumatra-Benzoe lässt diese spezielle Räucherwerkzubereitung auch in ähnlichen Zusammenhängen wie Benzoe Verwendung finden, wobei Loban stärker im Volksgebrauch der Räucherkultur insbesondere des Indischen Subkontinents zu finden ist. Loban ist auch ein wichtiger Stoff für die Herstellung von Dhoop-Sticks, die für religiöse Rauchopfer ebenso wie für medizinische Behandlungen eingesetzt werden.

Räucherhinweis

Die bisweilen schwere Süße der Blockbenzoe kann eine hypnotisch-schwüle Stimmung mit sinnlicher Ausprägung erzeugen. Sie wirkt verführerisch, harmonisierend und stimmungshebend.

Duftbotschaft

Ein umhüllender, balsamischer Schutzmantel lädt zum Entspannen und Träumen ein.

„Sich fallen lassen und hingeben"

LORBEERBLÄTTER

Laurus nobilis
Lorbeergewächse/Lauraceae
Syn.: Siegerbaum, Kranzbaum
Pflanzenteil: Blätter
Elementarkraft: LUFT
Schwerpunkt: GEIST

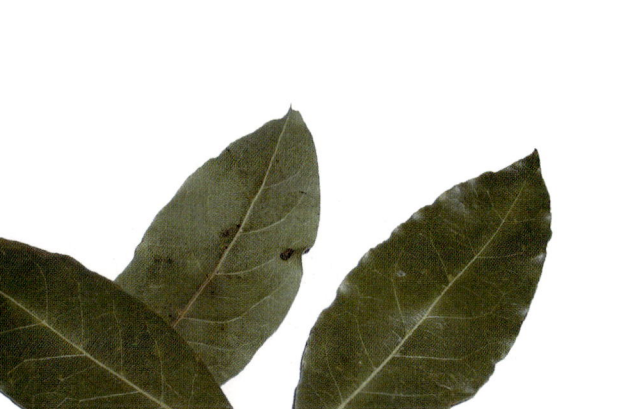

Herkunft

Der 10 bis 20 m hoch wachsende immergrüne Baum aus dem Mittelmeerraum hat dunkelgrüne Blätter und schwarze Beeren und wächst auch in Buschform. Die Blätter enthalten Drüsen mit ätherischem Öl. Die männlichen und weiblichen Blüten wachsen gemeinsam als kleine Dolde aus den Blattachseln. Der Lorbeerbaum bildet auf den Kanarischen Inseln auch Nebelwälder, die wie grüne Lungen das Wasser aus der Luft filtern und in den Boden führen.

Traditionelle Verwendung

Außer als beliebtes Küchenkraut wurden die Blätter früher auch medizinisch bei Magen- und Verdauungsstörungen sowie gegen Fieber angewendet. Es wirkt anregend auf Lunge, Kreislauf und das Lymphsystem. Das Lorbeerblatt ist ein Symbol für Ruhm und Ehre. In der Antike wurde er zu Zwecken der Reinigung und Weissagung geräuchert und wird häufig in Verbindung mit dem Orakel von Delphi erwähnt.

Räucherhinweis

Der Rauch dient als Brücke zwischen Traum und Wirklichkeit. Er stärkt das Selbstbewusstsein. Lorbeer kann geräuchert werden, um die sinnliche Aufnahmefähigkeit zu steigern und verdrängte Themen in der Gegenwart aufzuarbeiten.

Duftbotschaft

Schenkt geistige Anregung und Öffnung, um in Kontakt mit dem spirituellen Sein alle Negativität zu überwinden.

„Der Blick geht positiv voraus"

LUPULIN (HOPFEN)

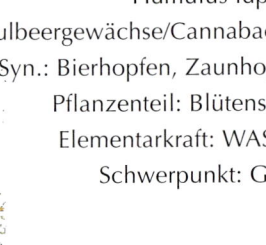

Humulus lupulus
Maulbeergewächse/Cannabaceae
Syn.: Bierhopfen, Zaunhopfen
Pflanzenteil: Blütenstaub
Elementarkraft: WASSER
Schwerpunkt: GEIST

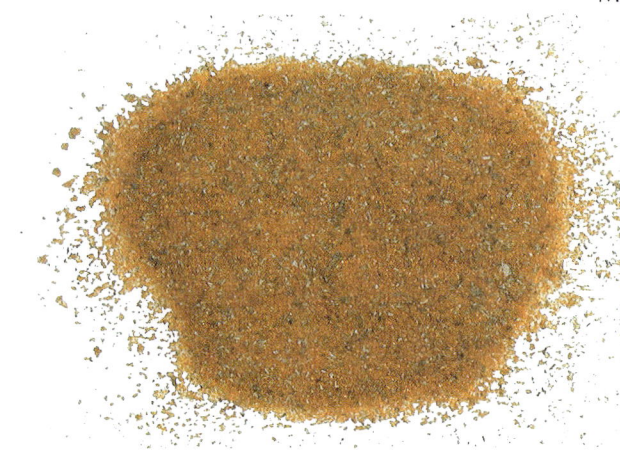

Herkunft

Dieses mehrjährige Klettergewächs ist in Europa und Nordamerika heimisch und wird weltweit angebaut. Hopfen kann bis zu 8 m hoch klettern. In den Drüsenhaaren der weiblichen Blütenähren sitzt der stark mit ätherischem Öl durchsetzte Pollen namens Lupulin.

Traditionelle Verwendung

Es ist gemeinhin bekannt, dass der Hopfen besondere Eigenschaften als Mittel gegen Schlaflosigkeit besitzt. Er ist hilfreich bei nervösen Spannungen und neuralgischen Beschwerden. Sexuelle Neurosen werden mit ihm behandelt. Er unterstützt die Wirkung der Östrogene bei ausbleibender Periode. Der Duft bewirkt tiefe Entspannung über den Geruchssinn und wird bei Herzerkrankungen sowie Magen- und Leberbeschwerden eingesetzt. Natürlich ist seine Bedeutung für das Bierbrauen nicht zu vergessen.

Räucherhinweis

Der baldrianähnlich duftende Räucherstoff sollte aufgrund seiner Intensität in sehr kleinen Mengen und vorzugsweise als Zusatz in Räuchermischungen als beruhigende und schlaffördernde Komponente verwendet werden. Das Pulver räuchert stark und schnell und soll feinstofflichen Kontakt mit den Naturkräften unterstützen.

Duftbotschaft

Die erlösende Kraft der Vergebung und des Ausgleichs lässt schmerzhaft verfestigte Strukturen weichen.

„Die Grenzen überschreiten"

MASTIX

Pistacia lenticus
Sumachgewächse/Anacardiaceae
Syn.: Mastixpistazie, Schinos
Pflanzenteil: Harz
Elementarkraft: LUFT
Schwerpunkt: GEIST

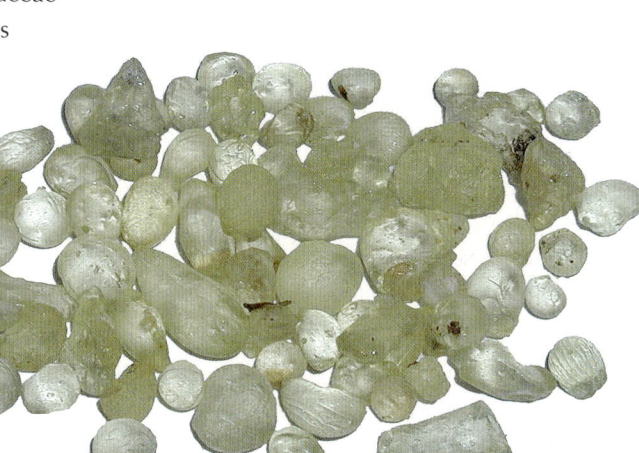

Herkunft

Ein immergrüner Strauch, der auch als 3 bis 4 m hoher Baum vorkommt. Sein Verbreitungsgebiet ist der Mittelmeerraum insbesondere an heißen, felsigen Plätzen. Er ist stark verzweigt und verströmt einen harzigen Duft. Das in kleinen Kugeln austretende Harz wird gesammelt, nachdem es sich durch Trocknung verfestigt hat. Die beste Qualität kommt seit jeher von der griechischen Insel Chios.

Traditionelle Verwendung

Mastix fand bereits im Altertum zu Zwecken der Mundhygiene Anwendung, wofür es gekaut wurde. Seine Bedeutung reicht bis heute von der Parfümerie bis zur Lebensmittel- und Klebstoffindustrie (für Theaterbärte).
Als Räucherstoff hat Mastix seit der Antike seinen festen Platz in verschiedenen Kulturen und ist Bestandteil vieler Rezepturen von Kyphi bis Kirchenweihrauch-Mischungen. Die Grundwirkung dieses Stoffes ist zusammenziehend und kräftigend. Geräuchert soll er Hellsichtigkeit fördern und zur Schau des Übersinnlichen führen.

Räucherhinweis

Räucherungen mit Mastix machen wach und konzentriert. Dadurch kann eine Reinigung und Stärkung der Gesamtkonstitution bewirkt werden. Die herzöffnende Qualität dieser hellgelb transparenten, im Rauch warm-harzig duftenden „Sonnenkörner" erzeugt Leichtigkeit und Lebensfreude.

Duftbotschaft

Die Nebel der Schwermut werden aus dem Herzen gescheucht und neues Vertrauen in das Leben kann entstehen.

„Den Kontakt mit dir selbst spüren"

MIRRA CHIPS

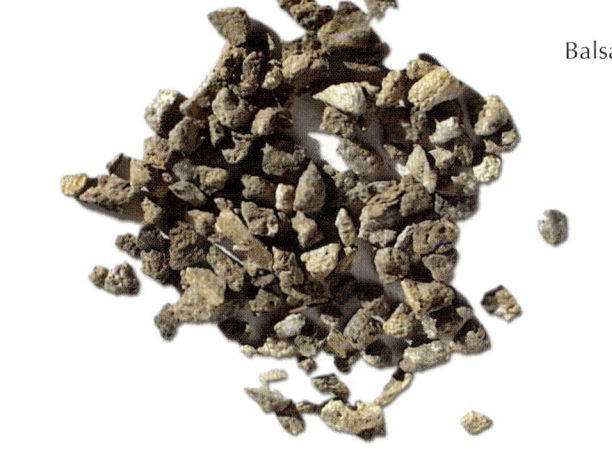

Bursera jorrulense
Bursera spp.
Balsambaumgewächse/Burseraceae
Syn.: Copalrinde
Pflanzenteil: Harz
Elementarkraft: LUFT
Schwerpunkt: GEIST

Herkunft

Als Copalbaum bezeichnet man eine Vielzahl von Bursera-Arten auch aus Asien und Afrika, wobei der Ursprung vom aztekischen *copal-coahuitl* abgeleitet ist und einen mittelamerikanischen Balsambaum bezeichnet, der etwa 15 m hoch wird,. Sein helles Harz wurde von den Mayas als „Nahrung der Götter" bezeichnet und galt als heilig. Aus der Rinde dieses Baumes werden die Mirra Chips hergestellt.

Traditionelle Verwendung

Den Urkulturen Mittelamerikas lieferte dieser Baum ein Räucherwerk, das für Initiationen und göttliche Vision verwendet wurde. Eine Reinigung des Raumes und die Förderung der Aufmerksamkeit sind die wohltuenden Qualitäten, die Mirra Chips für rituelle Zeremonien wertvoll machen. Aber auch die medizinischen Eigenschaften wie Schmerzlinderung oder Wirksamkeit gegen infektiöse Schwellungen sowie bei Durchfall waren bekannt. Für die Schamanen des Regenwaldes sind Räucherungen mit Teilen des Copalbaumes ein Begleiter in die heilende Ekstase. Als Schutzräucherung gegen magische Angriffe und Hexerei wird es heute noch im volkstümlichen Gebrauch verwendet.

Räucherhinweis

Der Duft zeichnet sich durch eine saubere und klare aromatische Präsenz aus und lässt sich wunderbar gegen muffige Stimmung räuchern. Er reinigt die innere Haltung und unterstützt geistig-spirituelle Arbeit.

Duftbotschaft

Zentrierend und geistklärend kommen Ruhe und Frische gemeinsam zum heilenden Einsatz.

„Achtsamkeit und Präsenz"

MISTELKRAUT

Viscum album
Mistelgewächse/Loranthaceae
Syn.: Vogelleim, Mistletoe
Pflanzenteil: Kraut
Elementarkraft: LUFT
Schwerpunkt: KÖRPER

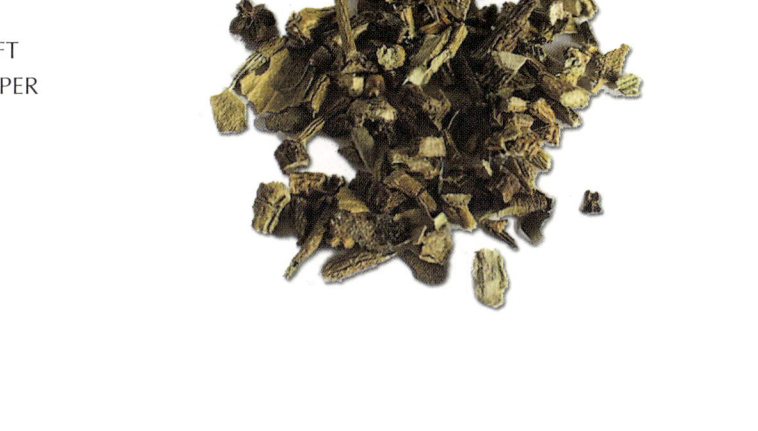

Herkunft

Die Mistel ist ein immergrüner strauchartiger Halbparasit, der auf den Zweigen von Laub- und Nadelbäumen wächst. In der Heilkunde werden die auf Laubholz wachsenden weißbeerigen Arten verwendet. Ihr zu Rindensaugsträngen umgebildetes Wurzelsystem entzieht dem Wirt (vorzugsweise Pappeln, Apfelbäume, Tannen) Wasser und Nährsalze. Zur Photosynthese ist sie selbst fähig. Vögel sorgen für die Verbreitung dieser Pflanze

Traditionelle Verwendung

Sowohl in der antiken als auch germanischkeltischen Mythologie hat die Mistel eine besondere Stellung als Zauberpflanze, die den Zugang zur Unterwelt öffnet und dämonenabwehrende Kraft entfaltet. Die heilkundliche Verwendung soll bis auf die vorchristlichen Hippokratiker zurückgehen. Ihre krampfstillende und erweichende Wirkung wird seit Plinius gegen Epilepsie angewendet. Auch zur Geburtserleichterung und Blutstillung im Wochenbett, gegen Migräne, Neuralgien und Krebsleiden galt sie von jeher als heilsam. Auch die moderne Medizin schätzt ihre tumorhemmenden und blutdrucksenkenden Qualitäten.

Räucherhinweis

Ein ordnender Reizfaktor, der unkoordinierte Zustände reguliert und die Dinge im Fluss hält, entsteht auch in dem krautig-süßen Räucherduft dieser besonderen Pflanze und sollte mit respektvoller Absicht verwendet werden.

Duftbotschaft

Der Druck wird genommen und eine offene gelöste Bewegung darf sein.

„In den Fluss kommen"

MOSCHUSKÖRNER

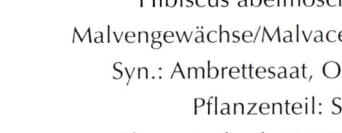

Hibiscus abelmoschus
Malvengewächse/Malvaceae
Syn.: Ambrettesaat, Okra
Pflanzenteil: Saat
Elementarkraft: WASSER
Schwerpunkt: GEFÜHL

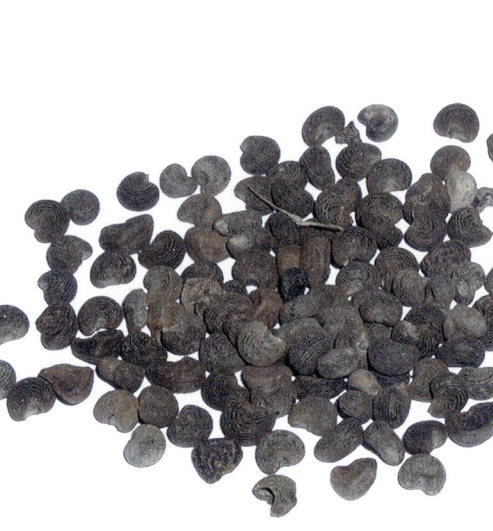

Herkunft

Eine einjährige, bis 1,25 m hohe Pflanze mit cremegelben hibiskusartigen Blüten, die in den meisten Tropenländern, insbesondere Ecuador, Kolumbien und Indien, kultiviert wird. Ihr Anbau wird auch wegen der als Gemüse verzehrbaren so genannten grünen Okra-Schoten betrieben, in denen später die Saatkörner heranreifen.

Traditionelle Verwendung

Die Saat wird geröstet als Kaffeeersatz verwendet. Die Lebensmittelindustrie benutzt das Öl zum Aromatisieren von Likören. Bei der Parfümherstellung wird das „Ambretteöl" aus Saat und Kraut destilliert, das in blumige Parfüms sowie Chypre- und Holznoten eingebaut wird und in seiner Wirkung als exaltierend gilt. Abelmoschus soll anregend und stimulierend bei sinnlicher Antriebslosigkeit wirken sowie gegen nervliche Krampfzustände helfen. Geräuchert entfalten die Moschuskörner einen tiefgründig dunkelsüßen bis brenzlig moschusartigen Duft, der ein wenig an Tabak und Cognac erinnert und dem eine erotisierende Wirkung nachgesagt wird.

Räucherhinweis

Die Räucherung erzeugt Spannung und Erdung zugleich, sodass triebhafte emotionale Energie über den Körper zum Ausdruck gebracht und von der Kontrolle losgelassen werden kann.

Duftbotschaft

Sich einlassen mit allem, was zur Verfügung steht, und von der Schönheit träumen.

„Spüren, wer du bist"

MUSKATNUSS

Myristica fragrans
Nux moschata
Muskatnussgewächse/Myristicaceae
Pflanzenteil: Saat
Elementarkraft: FEUER
Schwerpunkt: KÖRPER

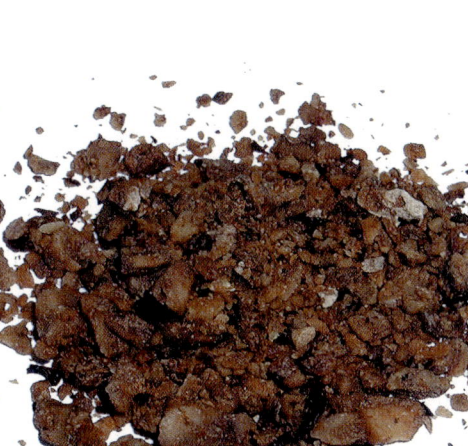

Herkunft

Der immergrüne Baum wird bis zu 20 m hoch und stammt von den Molukken. Er wird heute auch in Indien, Indonesien (ostindisch) und der Karibik (westindisch) kultiviert. Die Muskatnuss, der getrocknete Samen aus einer fleischigen Frucht, wird zerstoßen angewendet. Auch die Blüten dieses Baumes – Macisblüte genannt – werden getrocknet und haben ähnliche Eigenschaften in der Anwendung.

Traditionelle Verwendung

In erster Linie unverzichtbar als Küchengewürz in der ganzen Welt, ist Muskat auch medizinisch als Heilmittel für Verdauungsstörungen und Nierenleiden sowie bei Rheumatismus bekannt. Auf das Nervensystem wirkt er anregend und stärkend. Aphrodisische Qualitäten werden ihm ebenso zugeschrieben. Das Myristicin als eine Hauptkomponente des ätherischen Öls hat halluzinogene Wirkung auf die motorische Gehirnrinde. „Weniger ist mehr" gilt auch für das Räuchern dieses Stoffes, dem okkulte Schulen Bedeutung als Kontaktförderer bei spiritistischen Sitzungen zuordnen. Auch als Glücksbringer und Schutzkraft gegen negative Einflüsse wird er geräuchert.

Räucherhinweis

Muskat-Räucherungen stärken die Ich-Kraft und helfen bei Entscheidungsschwäche.

Duftbotschaft

Des Menschen Wille ist sein Himmelreich und wo ein Wille ist, ist auch ein Weg.

„Alles ist möglich"

MYRRHE

Commiphora abyssinica
Balsamodendron myrrha
Balsambaumgewächse/Burseraceae
Syn.: Hirabol-Myrrhe, echte Myrrhe,
Arabische Myrrhe
Pflanzenteil: Harz
Elementarkraft: ERDE
Schwerpunkt: GEFÜHL

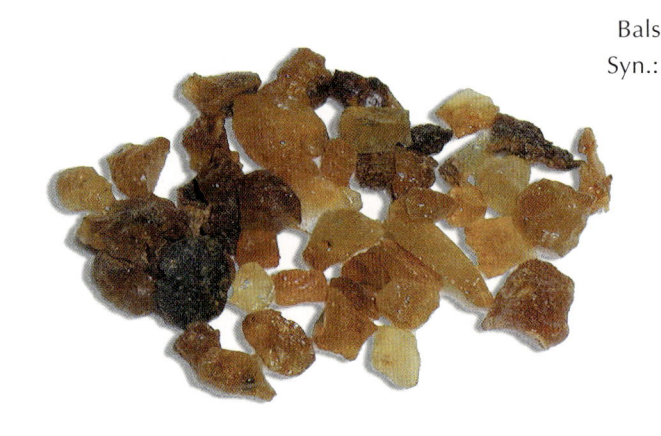

Herkunft

Dieser strauchartige, bis 10 m hoch wachsende Balsambaum ist in Nordostafrika und Südwestasien insbesondere um das Rote Meer heimisch. Mit akazienartiger Erscheinung hat er knotig-dornige Zweige, dreiblättrige duftabsondernde Blattstände und kleine weiße Blüten. Das bei Verletzung der Rinde austretende Wundharz wird gesammelt, nachdem es erhärtet ist.

Traditionelle Verwendung

Um dieses berühmte Harz, das schon in der Bibel vielfach erwähnt wird, ranken sich mythologische Geschichten aller Art. Aus zahlreichen religiösen und medizinischen Anwendungen ist Myrrhe nicht wegzudenken. Ihre betäubende, austrocknende und zusammenziehende Kraft wirkt gegen Fäulnis und jeglichen Zerfall, was sie zu einem wesentlichen Bestandteil der Einbalsamierungstechnik der alten Ägypter machte. Sie wird als *verjüngend*

für Körper und Geist bezeichnet. Die antiseptische Wirkung von Myrrhe ist besonders stark und ihr heilender Einfluss auf das weibliche Genitalsystem wird seit dem Altertum gerühmt.

Räucherhinweis

Ein erdiger Duft, der sehr schön in Verbindung mit anderen Harzen die Bodenhaftung sicherstellt. Unterdrückte Gefühle werden integriert, da ihre Wirkung sich auch auf die subtilen Körper erstreckt.

Duftbotschaft

Der emotionale Boden wird für die geistige Saat bereitet und die Seele genährt.

„Fruchtbarkeit und Reinheit"

MYRTENBLÄTTER

Myrtus communis
Myrtengewächse/Myrtaceae
Syn.: Brautmyrte,
Korsischer Pfeffer
Pflanzenteil: Blätter
Elementarkraft: FEUER
Schwerpunkt: GEIST

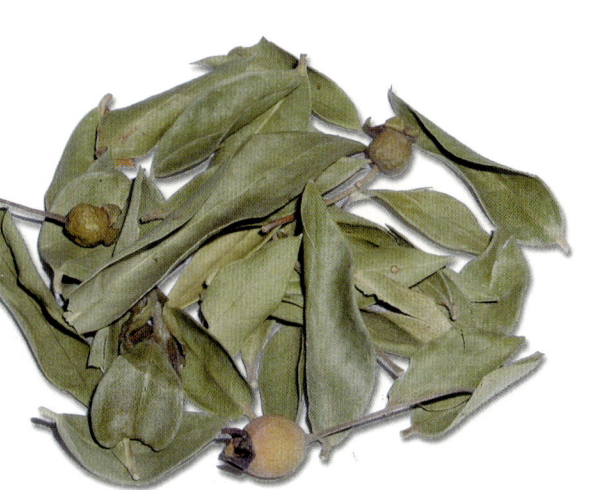

Herkunft

Dieser immergrüne Strauch oder kleine Baum bis zu 3 m Höhe liebt feuchte, kalkarme Böden, stammt aus Nordafrika und ist heute im gesamten Mittelmeerraum zu Hause. Er hat lanzettförmige glänzende Blätter, zarte weiße Blüten und kleine wacholderähnliche Beeren. Blätter und Blüten enthalten viel ätherisches Öl und duften krautig-süß bis kampferartig.

Traditionelle Verwendung

Immer schon wurde die Myrte getrocknet und gebunden. Sie war den alten Völkern heilig und galt als Prinzip jungfräulicher Reinheit und Anmut und wurde zur Schmerzlinderung aller Art verräuchert. Sie soll jugendliche Vitalität und Liebesfähigkeit im hohen Sinne erhalten und fördern können.
Medizinisch wird die heilsame Kraft der Myrte für die Hautpflege, Atem- und Harnwege, aber auch für das Immunsystem bei Erkältungen, Grippe und Infektionskrankheiten ge-

schätzt. Auf die Psyche wirkt sie entspannend und harmonisierend.

Räucherhinweis

Laubartig mit pfefferig-fruchtigem Unterton, lässt sich Myrtenrauch schön in Mischungen mit Mastix und Lavendel integrieren, um eine reinigende, erfrischende Wirkung mit energetischem Ausgleich zu erzielen.

Duftbotschaft

Alte seelische Wunden werden geheilt, wenn durch Vergebung Klarheit sich ausbreitet und in der Folge Schönheit und Liebe für einen glücklichen Neubeginn die Gegenwart bereichern.

„Transparenz und freie Sicht"

NAGARMOTHA

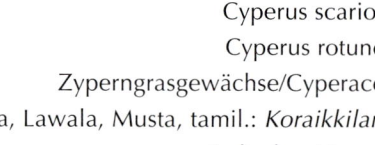

Cyperus scariosus
Cyperus rotundus
Zyperngrasgewächse/Cyperaceae
Syn.: Nagarmustha, Lawala, Musta, tamil.: *Koraikkilangu*
indisches Nussgras
Pflanzenteil: Wurzel
Elementarkraft: ERDE
Schwerpunkt: KÖRPER

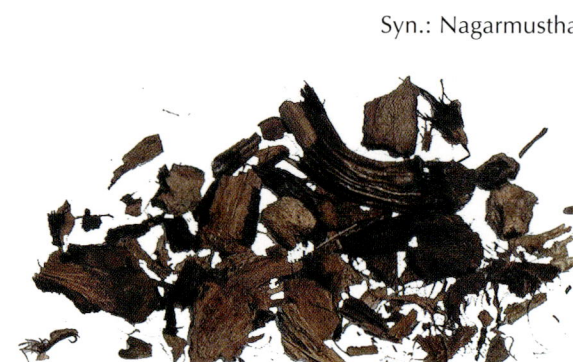

Herkunft

In feucht-tropischen Gebieten Bengalens, Uttar Pradesh sowie in östlichen und südlichen Teilen Indiens ist dieses Gras in großem Umfang anzutreffen. Sein knolliger, dunkler Wurzelstock entwickelt ein starkes Fasernetz. Cyperus rotundus ist in ägyptischen Feuchtgebieten zu Hause und gilt als Räuchermittel der Antike.

Traditionelle Verwendung

Als wichtige Pflanze der ayurvedischen Medizin wird seine Wurzel als Stimulans bei Verdauungsstörungen und Fieber eingesetzt. Auch bei Skorpionstichen werden heilende Auflagen aus der zerdrückten Wurzel gemacht. Sie bildet einen Grundstoff der indischen Räucherstäbchenproduktion. Durch eine Räucherung kann eine aphrodisierende Wirkung ebenso wie Gedächtnisstärkung erzielt werden. Man sagt, dass Nagarmotha bei emotionalen Störungen, Reizbarkeit und Depression hilft.

Räucherhinweis

Eine Räucherung der Wurzel wirkt entspannend und beruhigend auf die Nerven und anregend auf den Geist. Der Duft hat eine dunkel-warme orientalische Note und liegt zwischen Adlerholz, Vetiverwurzel und Narde. Sie schenkt einer Mischung die erdige Basis.

Duftbotschaft

Der tragende Boden schafft Gemeinschaft und lässt Öffnung nach allen Seiten zu.

„Kraft aus der Mitte"

NARDE

Nardostachys jatamansi
Baldriangewächse/Valerianaceae
Syn: Spikenarde
Pflanzenteil: Wurzel
Elementarkraft: ERDE
Schwerpunkt: GEFÜHL

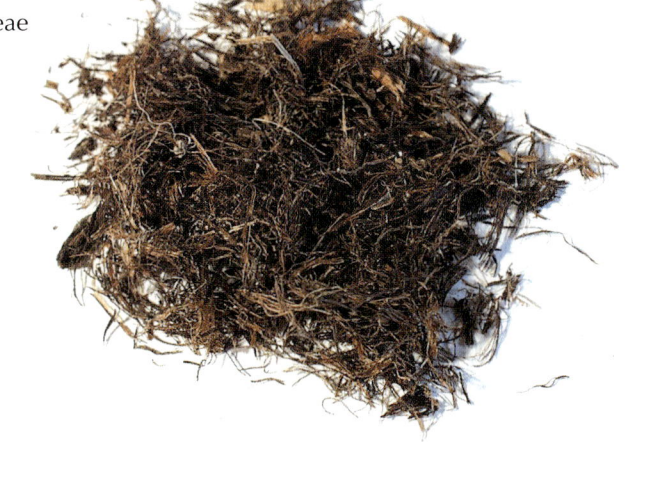

Herkunft

Diese zarte aromatische Baldrianpflanze wächst insbesondere im Himalaya und in den Hochgebirgen Chinas und Japans ist sie heimisch in Höhen ab 3000 m. Sie bildet eine pink-weiße Blüte aus und besitzt einen verholzten rotbraunen Wurzelstock, der einen scharfen Duft absondert. Die getrocknete und zerkleinerte Wurzel wird für die ätherische Ölgewinnung und Räucherzwecke von jeher gesammelt.

Traditionelle Verwendung

Seit altägyptischen Zeiten schätzt man den aromatischen Reiz dieser Wurzel. Schon im Hohelied Salomons ist vom unwiderstehlichen Duft der Narde die Rede, wo er bildhaft dem weiblichen Geschlecht gleichgesetzt wird. Medizinisch soll sie auch eine regulative Wirkung auf den Zyklus der Frau haben. Die Narde hat große Bedeutung in ayurvedischen Rezepturen zur Behandlung von Hysterie und anderen neurologischen Störungen. Bei Ruhe- und

Schlaflosigkeit und gegen jede Art von Überspanntheit kann durchaus auch eine Räucherung helfen. Narde ist ein wichtiger Bestandteil vieler Räuchermischungen.

Räucherhinweis

Der Duft kann als wärmend und trocknend mit holzig-modrigem, etwas animalischem Unterton bezeichnet werden. Er sorgt für Sensibilisierung der Sinnesorgane und Stärkung des Körpergefühls bei erweitertem Bewusstsein. Lässt sich gut mit Weihrauch, Myrrhe und Myrte mischen.

Duftbotschaft

Ruhe und Kraft verströmend, stellt sie uns mit beiden Beinen fest auf den Boden der inneren Tatsachen.

„Die Mitte finden"

OPOPONAX

Commiphora erythraea
Balsambaumgewächse/Burseraceae
Syn.: Bisabol-Myrrhe, Süße Myrrhe
Pflanzenteil: Kraut
Elementarkraft: FEUER
Schwerpunkt: GEFÜHL

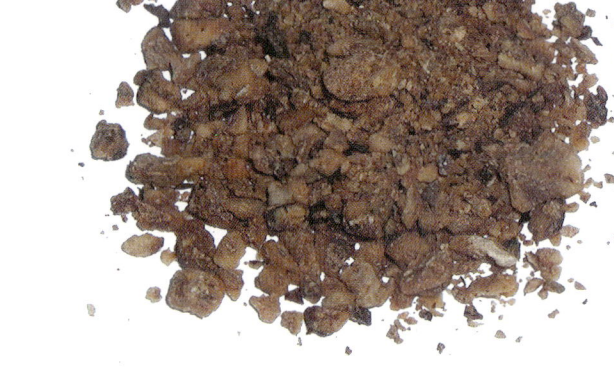

Herkunft

Das echte Opoponax chironicum stammt von einem Doldengewächs und ist heute kaum noch erhältlich. Bei Commiphora erythraea handelt es sich um einen großen Tropenbaum ähnlich der Myrrhe, der in Äthiopien und Somalia beheimatet ist. Für die Ernte des Rohgummis wird der Stamm angeritzt und das austretende Gummiharz gesammelt, nachdem es an der Luft zu dunklen braunroten Klumpen getrocknet ist.

Traditionelle Verwendung

Den Wirkungen der echten Myrrhe sehr ähnlich, wird Opoponax im Mittleren Osten als wichtiger Bestandteil von Räucherwerk verarbeitet. Es wird auch zur Desinfektion in den Häusern und zum Schutz vor negativen Einflüssen verräuchert. In der Parfümerie dient das daraus destillierte Öl als hochwertiges Fixativ und als Geschmacksmittel verleiht es Likören einen weinähnlichen Geschmack.

Räucherhinweis

Geheimnisvoll nach alten Weinkorken balsamisch holzig-süß duftend, wirkt eine Opoponax-Räucherung sehr entspannend und sinnesstärkend. Es verhilft zu Inspiration, intuitiver Wahrnehmung und macht optimistisch.

Duftbotschaft

Tiefe Wünsche werden in harmonisch ausgeglichener Atmosphäre freigelegt und dürfen dem Fluss des Lebens anvertraut werden. Schmerz der Vergangenheit löst sich auf.

„Ganz im Hier und Jetzt"

PALO SANTO

Bursera graveolens
Balsambaumgewächse/Burseraceae
Pflanzenteil: Holz
Elementarkraft: FEUER
Schwerpunkt: GEFÜHL

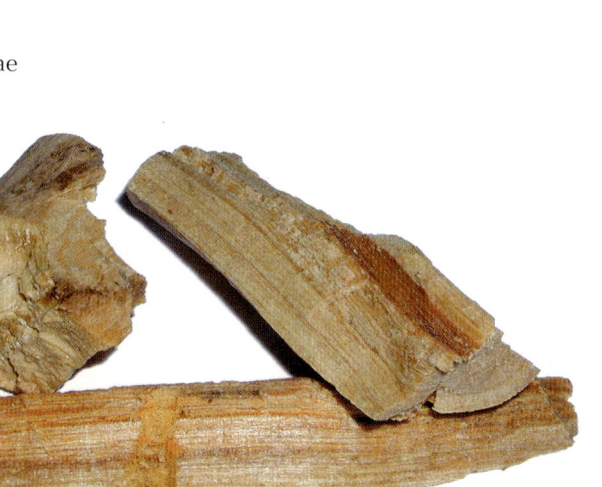

Herkunft

Dieser strauchartig, bis maximal 15 m hoch wachsende Balsambaum mit seinen vielen kleinen Verästelungen ähnelt ein wenig dem arabischen Weihrauchbaum. Er soll ursprünglich von der Insel Santa Cruz und den Galapagos-Inseln stammen und ist seit Tausenden von Jahren auch in Peru heimisch. Er ist auch einer der Lieferanten für den südamerikanischen Copal. Sein harzhaltiges Holz lässt sich wunderbar verräuchern.

Traditionelle Verwendung

Copalcoahuitl nannten bereits die Azteken den duftspendenden Räucherduft aller aromatischen Balsambaumgewächse. So ist der indianische Copal zum klassischen Weihrauch der mesoamerikanischen Urbevölkerung geworden und bei den Indianern Perus geht der Gebrauch des Palo Santo (= heiliges Holz) für medizinische, religiöse und magisch-rituelle Zwecke bereits auf eine jahrtausendealte Tra-

dition zurück. Es heißt, die bösen Geister scheuen diesen Duft, während die guten Geister von ihm angezogen werden. In Peru wird Palo Santo noch heute vielfach zur Unterstützung bei der Heilung von Krankheiten und zur Reinigung der Luft verwendet.

Räucherhinweis

Der warm-aromatische, herb-holzige Rauch der verglimmenden Splitter schafft Ruhe und Ausgeglichenheit bei optimistischer Grundstimmung. Ein ideales Räuchermittel bei Ärger und Anspannung.

Duftbotschaft

Ruhige Freude breitet sich aus, wenn alle Belastung verbrennend sich in Luft auflöst und aus dem Fenster fliegen kann.

„Das Herz darf leicht werden"

PATCHOULI

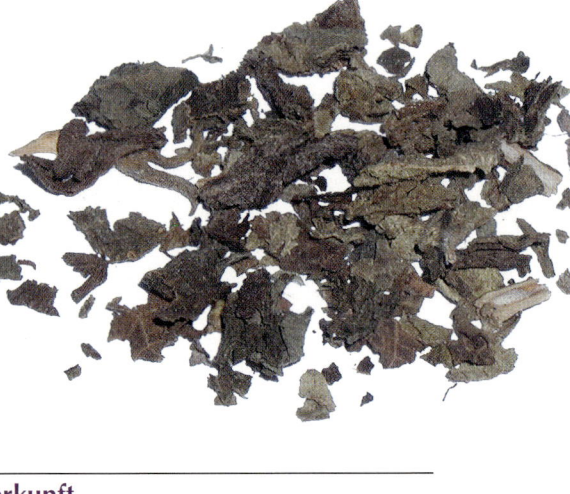

Pogostemon patchouli
Pogostemon cablin
Lippenblütler/Lamiaceae
Syn.: ind. *puchaput*
Pflanzenteil: Kraut
Elementarkraft: ERDE
Schwerpunkt: KÖRPER

Herkunft

Beheimatet in Malaysia, auf den Philippinen und in Indonesien, wird dieser berühmte Vertreter aus dem Stamm der Minzearten heute auch in China, Indien, Australien, Madagaskar und Paraguay kultiviert. Die Pflanzen lieben feuchtes, warmes Klima, fruchtbare Erde und erreichen eine Höhe von 1 m. Ihre 6 bis 8 cm langen Blätter sind im frischen Zustand geruchlos. Der typische Geruch des Patchouli entsteht erst durch einen Gärungsprozess des Pflanzenmaterials nach der Ernte.

Traditionelle Verwendung

In erster Linie wird Patchouli zur Gewinnung des ätherischen Öls angebaut, das weltweit für seine medizinische Hautwirkung bekannt ist. Es wirkt entzündungshemmend, vitalisierend und kräftigend auf den Organismus und beruhigend, ausgleichend und stimmungsaufhellend auf die Psyche. Eine sinnlich-erotische Ausstrahlung und eine sehr hohe Fixierkraft macht diese Pflanze wichtig für die Parfümerie und ihr mottenabweisendes Potenzial sinn-

voll im Hausgebrauch. Zu diesem Zweck und gegen schlechte Gerüche wird sie auch geräuchert.

Räucherhinweis

Dunkel und erdig nach schwarz-fruchtbarem, gärenden Boden oder altem Kartoffelkeller duftet dieser Räucherstoff, der für tiefe Erdung steht, Kraft schenkt, Angst nimmt und gut in eine sinnliche Räuchermischung passt.

Duftbotschaft

Impuls der Geborgenheit im körperlichen Dasein, um das Alte loszulassen.

„Urvertrauen und starke Präsenz"

PFEFFERMINZE

Mentha piperita
Lippenblütler/Lamiaceae
Syn.: Edelminze, Englische Minze
Gartenminze, Teeminze
Pflanzenteil: Kraut
Elementarkraft: LUFT
Schwerpunkt: KÖRPER

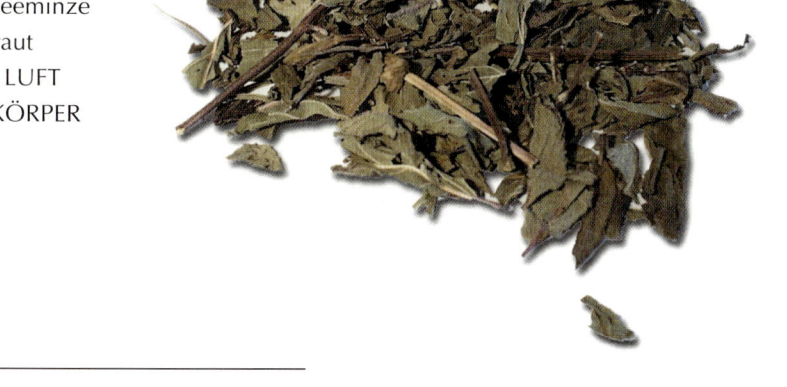

Herkunft

Eine sich mit durchsetzungsstarken Kriech-
trieben schnell ausbreitende mehrjährige Kulturpflanze mit länglichen, gezähnten Blättern
und lila bis rosa Blütenähren. Sie wird bis zu
90 cm hoch und ist eine Hybride zwischen
M. aquatica und M. spicata, aus deren aromatischem Kraut eines der wichtigsten ätherischen Öle gewonnen wird.

Traditionelle Verwendung

Schon in der Antike kannte man die medizinische Kraft der Minze sowohl in Japan und
China als auch in Ägypten und setzte sie gegen eine Vielzahl von Beschwerden ein.
Krampflösend und verdauungsfördernd mit
antiseptischer und leicht betäubender Wirkung
ist ihre Heilkraft im Verdauungsbereich unum-
stritten. Mit Ihrer Heiß/Kalt-Wirkung (Yang wird
zu Yin) wird sie lindernd angewendet. Gegen
jede Art von Übelkeit, nervöse Störungen und
fiebrige Erkältungen wird sie eingesetzt. Eine
klärende und vitalisierende Wirkung wird auch
der Räucherung des Krautes nachgesagt. In der
Aromatherapie wird die anregende Wirkung
auf die Leber- und Gallenfunktion geschätzt.

Räucherhinweis

Beim Räuchern entfaltet sich der typische
Pfefferminzduft auf dem Sieb sehr schnell wie
ein kurzer Feuerstoß und geht rasch in einen
angenehm krautigen Duft über. Ein gutes Mittel zur Lufterfrischung dort, wo es dumpf ist,
weil etwas ins Stocken geraten ist. Wirkt klärend auf den Geist, entspannend auf die Nerven und vitalisierend auf den Körper. Gut für
Morgenräucherungen.

Duftbotschaft

Eine Initialzündung dient dazu, den Prozess
in Gang zu setzen und die Verarbeitung aus
eigener Kraft einzuleiten. Hier kommt ein kraftvoller Impuls zur Klärung verwandlungs-
bedürftiger Zustände.

„Anstoß zum Handeln"

139

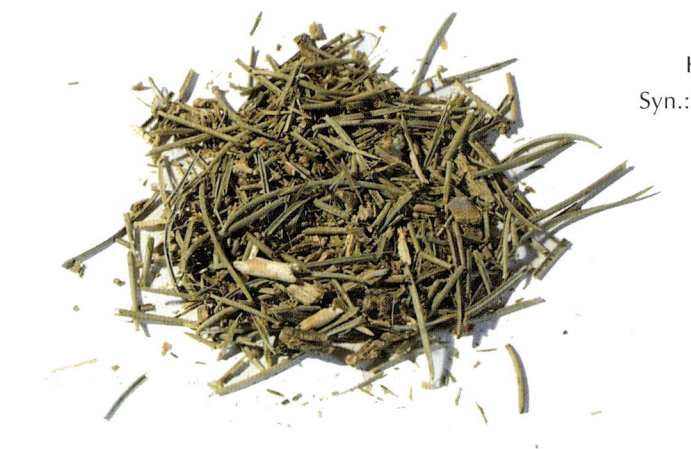

PIÑON-PINE

Pinus pinaster
Kieferngewächse/Pinaceae
Syn.: Nut Pine, Two-Leaf Piñon
Pflanzenteil: Nadeln
Elementarkraft: LUFT
Schwerpunkt: GEFÜHL

Herkunft

Bis in Höhen von 1500 m findet man diesen kraftvollen Pionier der Baumwelt in den mexikanischen Bergen. Er siedelt vorzugsweise auf mageren, steinigen Böden der Foothills auf Hochplateaus sowie in den Schluchten der Canyons auch gern in Gemeinschaft mit Eiche und Wacholder. Die großen Zapfen enthalten sehr schmackhafte und äußerst nahrhafte nussartige Samenkerne in harter Schale.

Traditionelle Verwendung

Dieser Baum ist ein Kraftpflanze der Navajos und dient ihnen ebenso als Nahrungsquelle, Bau- und Feuerholz, als Färbemittel wie auch als Medizin. Das Harz wird auch zur Balsamierung vor der Feuerbestattung und bei vielen zeremoniellen Anlässen als Räuchersubstanz verwendet. Man räuchert die Nadeln des Baumes und benutzt sie als Medizin zur Rekonvaleszenz nach fiebrigen Erkältungs-

krankheiten. Versteckte Unreinheit wird sanft aus der Tiefe des Organismus herausbefördert.

Räucherhinweis

Die reinigende Kraft dieses Räucherdufts ist im ersten Stadium von so frischer Klarheit und aromatischer Süße zugleich, dass einem das Herz aufgehen kann. In der zweiten Phase duftet es sehr appetitlich nach gerösteten Nüssen und wird sehr sinnlich

Duftbotschaft

Harmonisierend und aufbauend verschenkt sich ein hilfreicher Geist im Dienste des Lebens.

„Neue Kraft, um durchzuhalten"

PRÄRIEBEIFUSS

Artemisia tridentata, californica, ludoviciana
frigida, douglasiana
Korbblütler/Asteraceae
Syn.: Desert Sage, Grey Sage,
Wüstenbeifuß, Steppenbeifuß
Pflanzenteil: Kraut
Elementarkraft: ERDE
Schwerpunkt: KÖRPER

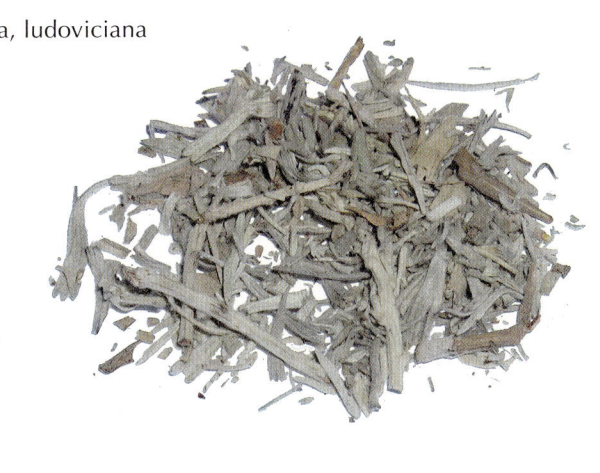

Herkunft

Dieses aromatische Wermut-Buschgewächs bedeckt weite Teile der Hochwüsten in den Weststaaten der USA und ist insbesondere in Nevada beheimatet. Man unterscheidet fünf bis sechs verschiedene männliche und weibliche Arten. Er wächst zwischen 1,30 bis 1,60 m hoch, hat kleine graue, längliche Blätter und verbreitet besonders nach Regen einen intensiven Duft.

Traditionelle Verwendung

„Sage" ist der vielleicht älteste Räucherstoff und eine hochrespektierte Pflanzenfamilie in der indianischen Kultur. Er wird oft auch als Salbei bezeichnet, obwohl er der Artemisia- und nicht der Salvia-Familie angehört. Neben dem hohen medizinischen Wert gegen Husten, Erkältung, Kopfschmerzen, schmerzhafte Schwellungen und Verstopfung besitzt er eine schweißtreibende und fiebersenkende Wirkung und gilt bei den Indianern als starke Ab-

wehrkraft gegen Ungeziefer, Pilzbefall und Bakterien aller Art. Am bedeutendsten ist jedoch der rituelle Gebrauch dieser Pflanze bei spirituellen Zeremonien. Eine Räucherung verbindet Mutter Erde mit dem Großen Geist. Schlechte Gefühle und negative Gedanken werden machtvoll vertrieben.

Räucherhinweis

Der kraftvolle herbe Rauch aktiviert die Ich-Kräfte und lässt sich gut bei Schwäche und Mutlosigkeit anwenden.

Duftbotschaft

Ein mächtiger Schutzschild gegen Unheil jeder Art wird errichtet.

„Erhalt des Lebens"

141

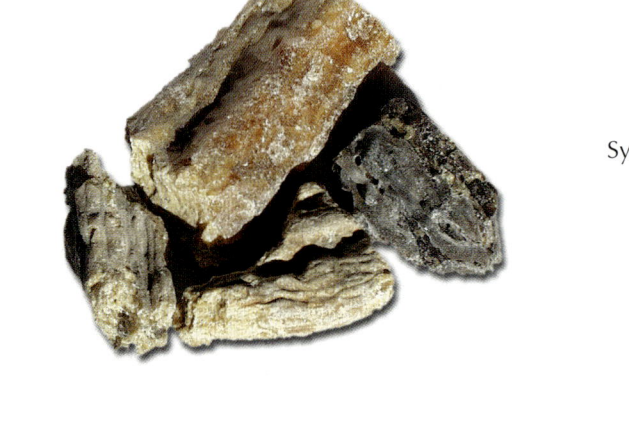

RAAL-WEIHRAUCH

Shorea robusta
Zweiflügelfruchtgewächse /
Dipterocarpaceae
Syn.: Sal, Salwa, sakhu, Kandar
Pflanzenteil: Harz
Elementarkraft: WASSER
Schwerpunkt: GEIST

Herkunft

Hierbei handelt es sich um das Harz eines Baumes vom indischen Subkontinent. Er kommt vor allem in Wäldern in Nordindien, Assam, Bengalen und insbesondere Nepal vor und ist ostwärts bis Burma zu finden. Er wächst am besten in Tälern zwischen 200 bis 1200 m über dem Meeresspiegel, kann bis zu 35 m Höhe und bei optimalen Voraussetzungen einen beträchtlichen Stammdurchmesser (bis 2,5 m) erreichen. Wie beim Dammarbaum aus der gleichen Familie kann, wenn angeritzt, aus dem Stamm ein weißliches Harz gewonnen werden.

Traditionelle Verwendung

Abgesehen davon, dass es sich um ein hervorragendes und seit jeher ökonomisch äußerst wichtiges Bauholz handelt, gilt der Sal-Baum auch in der indischen Mythologie als besonders symbolkräftige Instanz. Es heißt, dass Gautama Buddha in Lumbini (Nepal) unter solch einem Baum geboren wurde, den seine Mutter Mayadevi zur Geburtsunterstützung aufgesucht hatte. So wird er auch als Sitz der Götter betrachtet. Der medizinische und rituelle Wert des Harzes hat uralte Tradition für Zwecke der Reinigung und Klärung. Es soll bei Verdauungsstörungen und Gonorrhoe hilfreich sein. Das Holz wird zur Herstellung von Räucherstäbchen für religiöse Zwecke verwendet. Eine aphrodisische Wirkung wird der Räucherung des Harzes ebenso zugeschrieben.

Räucherhinweis

Der angenehme klärende Duft mit würzig-süßer Tendenz eignet sich für eine stimmungsvolle Andacht ebenso wie für einen Moment sinnlicher Hingabe. So kann eine Räucherung helfen, Gedanke und Gefühl miteinander zu verschmelzen.

Duftbotschaft

Eine zentrierende Kraft, die magnetische Linien bildet und auseinander Strebendes zusammenführt.

„Den Einklang finden"

ROSENBLÜTEN

Rosa damascena
Rosengewächse/Rosaceae
Syn.: Türkische Rose
Pflanzenteil: Blütenblätter
Elementarkraft: WASSER
Schwerpunkt: GEFÜHL

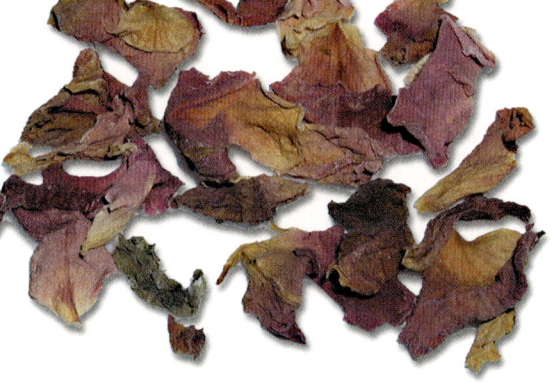

Herkunft

Es handelt sich hier um eine orientalische Rosenart, die hauptsächlich in Bulgarien, der Türkei und Frankreich angebaut wird, wobei es ähnliche Arten gibt, die in China, Russland und Indien wachsen. Es ist ein kleiner dornenbewehrter Strauch, der 1 bis 2 m hoch wird, viele gefüllte rosafarbene Blüten von 3 bis 5 cm Durchmesser hat und starken Duft entwickelt.

Traditionelle Verwendung

Das Öl dieser Rose wird eingesetzt, um heiße Prozesse zu kühlen und bei Verletzungen lindernd zu wirken. Bei Angstzuständen und stockendem Energiefluss bringt sie die Dinge in Fluss. Bekannt ist auch ihre aphrodisierende Kraft. Bei nervösen Zuständen, die Stress und Schlaflosigkeit zur Folge haben, wirkt der Duft beruhigend und entspannend.

Räucherhinweis

Wenn wir üben wollen, uns selbst annehmen zu können und unsere Vorurteile fallen zu lassen, dann kann die Räucherung von Rosenblüten dies unterstützen. Sie lässt Öffnung und liebevollen Kontakt entstehen. Allein sind Rosenblüten nur auf dem Sieb befriedigend zu räuchern, da die Verbrennung viel langsamer vor sich geht als auf Kohleglut. Gut auch in Verbindung mit Sandelholz und verschiedenen Harzen. Die Rosenblüte bringt zarte, blumige Sinnlichkeit in die aromatische Mischung hinein und wirkt erlösend bei Verletzung auf der Herzensebene.

Duftbotschaft

Ein Hauch von Wärme und milder Gutherzigkeit wird allen Zwist und Zorn vergessen lassen.

„Verstehen und Verzeihen"

ROSMARIN

Rosmarinus officinalis
Lippenblütler/Lamiaceae
Syn.: Meertau, Antoskraut, Brautkraut, Kid
Pflanzenteil: Blätter
Elementarkraft: FEUER
Schwerpunkt: GEIST

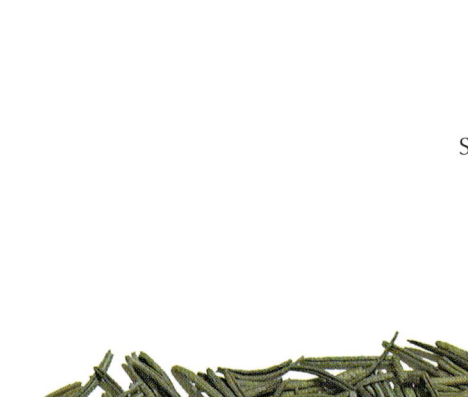

Herkunft

Ursprünglich im Mittelmeerraum beheimatet, wird dieser 1 bis 2 m hoch wachsende immergrüne Strauch heute auch in anderen Ländern von Europa, USA, Russland, im Nahen Osten sowie China angebaut. Mit seinem üppig wuchernden Blattwerk ledrig-nadelförmiger Blätter entwickelt er bisweilen bizarre Formen.

Räucherhinweis

Ein heiß-Würziger, vielen Menschen sehr vertrauter Dufteindruck, der sich hervorragend zum Abschluss einer zyklischen Räucherung anbietet. Es ist „ein Strauch, der versucht, ein Baum zu sein" (Martin Henglein) und er verkörpert damit einen energetischen Impuls für jeden Prozess.

Traditionelle Verwendung

Von Magie über Kosmetik und Küche bis zur Heilkunde zieht diese Pflanze ihre Spur. Ob es darum ging, heilige Stätten in alten Griechenland zu weihen, böse Geister und die Pest im Mittelalter abzuwehren oder medizinisch Störungen der Atemwege, von Kreislauf, Leber, Verdauung, Haarwuchs bis zu Muskel- oder Nervenschmerzen zu begegnen – immer ist Rosmarin mit seinem breiten Wirkungsspektrum angewendet worden.

Duftbotschaft

Es geht darum, bewusst in die Veränderung zu treten und den geistigen Impuls wahrzunehmen. Ich-Bewusstsein und Geisteskraft werden gestärkt, um nicht zu verharren, sondern zu handeln.

„Zur Tat schreiten"

SALBEI

Salvia officinalis
Lippenblütler/Lamiaceae
Syn.: Edelsalbei, Gartensalbei
Pflanzenteil: Blätter
Elementarkraft: LUFT
Schwerpunkt: KÖRPER

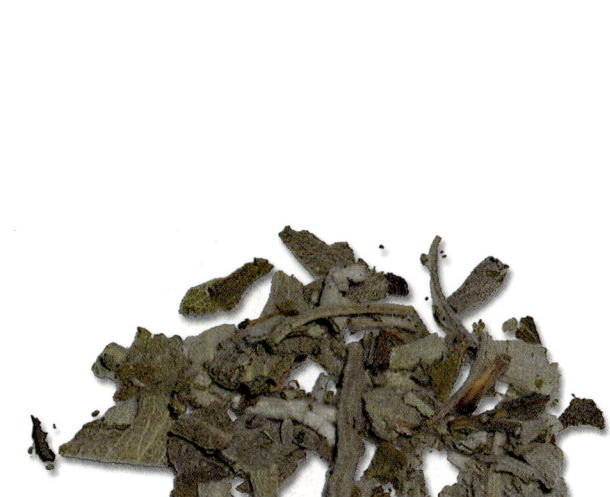

Herkunft

Im gesamten Mittelmeerraum liegt die Heimat des *herba sacra* (= heiliges Kraut), wie es von den Römern genannt wurde. Es ist ein immergrüner buschiger Strauch, der bis zu 80 cm hoch wächst und aus dessen verholzter Basis immer wieder junge Triebe schießen, die dann silbrig schimmernde, länglich ovale Blätter entfalten und viele blau bis violettfarbene Blütenstände ausbilden.

Traditionelle Verwendung

Bereits im Namen (salvare = heilen) kommt die Wirksamkeit dieser Pflanze zum Ausdruck. Als hochwirksames Heilmittel, zum Beispiel gegen Entzündungen in Mund und Rachen bis zu den Atemwegen, ist sie bis heute stark im Gebrauch. Im mystischen Bereich (heilig) galt sie von jeher als äußerst wirksam gegen Dämonen und Geister. Ihr Einfluss auf den „Geist" wird mit Attributen von gedächtnisstärkend bis befreiend von störenden Emotionen beschrieben. Im Ayurveda bewertet man Salbei als „Umstimmungsmittel" mit geistbewegender Qualität.

Räucherhinweis

Der harzig-aromatisch frische Rauch bringt Klarheit, Neutralität und Sauberkeit in einen Raum. Die Leidenschaften werden durch eine Salbei-Räucherung gedämpft, was ihn zu einem hervorragendem rituellen Räucherstoff für meditative Zwecke macht.

Duftbotschaft

Unbill gilt es abzuschirmen, damit Ruhe und Frieden einkehren können.

„Gesundheit, Kraft und langes Leben"

WAHRSAGESALBEI

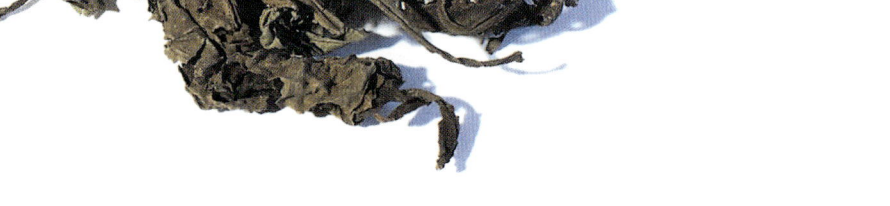

Salvia divinorum
Lippenblütler/Lamiaceae
Syn.: Hierba de la Pastor
Pipiltzintzintli
Pflanzenteil: Kraut
Elementarkraft: LUFT
Schwerpunkt: GEIST

Herkunft

Diese bis zu 1,50 m hoch wachsende Salbei-art ist ein mehrjähriges Kraut mit großen, ei-förmigen und am Rande fein gezähnten dun-kelgrünen Blättern. In mexikanischen Wäldern wird sie als mystische Kulturpflanze noch heute von Indianern an oftmals geheimen Orten an-gebaut. Erst in den 60-er Jahren von Ethno-botanikern entdeckt, findet man sie heute auch in europäischen Duftgärtnereien.

Traditionelle Verwendung

Wie alle Lamiaceaen treibt die Pflanze senk-recht dem Licht zu und steht für das Bestreben nach spiritueller Öffnung zu Wahrheit und Wissen und der Verbindung mit der göttlichen Präsenz im Universum. Dieser Bezug zur Erfahrung des Göttlichen ist bereits in der botanischen Spezifizierung dieser Salbeiart „divinorum" abgeleitet. Nach der indianischen Mythologie ist sie ein Geschenk der Götter an die Menschen, um den Kontakt zu ihnen her-stellen zu können. Noch heute werden die Blätter von den Nachfahren der Azteken zu zeremoniellen Anlässen frisch zerkaut oder zerquetscht, zu einem Getränk filtriert, ge-raucht oder geräuchert.

Räucherhinweis

Der krautig-bittere, nicht unbedingt attraktive Duft ist mit großem Respekt und Dankbarkeit zu verwenden, da er Kontakt zu kosmischen Energien unterstützt und zu spirituellen Visio-nen führen kann.

Duftbotschaft

Dem wahrhaft Suchenden wird die Sinnes-wahrnehmung geschärft und das Tor zu den feineren Welten geöffnet.

„Freiheit erfüllt den Geist"

WEISSER SALBEI

Salvia apiana
Lippenblütler/Lamiaceae
Syn.: White sage
California White Sage
Pflanzenteil: Kraut
Elementarkraft: WASSER
Schwerpunkt: KÖRPER

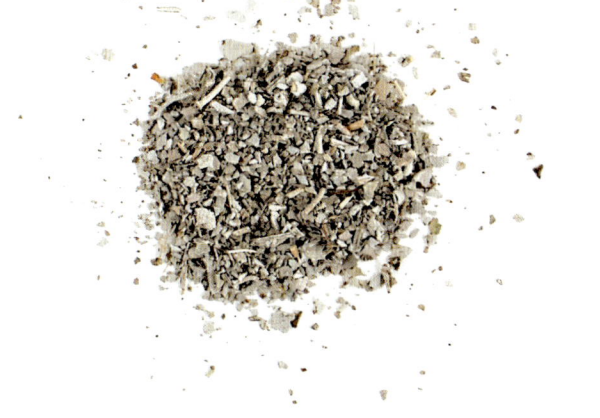

Herkunft

Der Weiße Salbei wächst im südlichen Kalifornien an sonnig-heißen Plätzen entlang der Küste, insbesondere zwischen Santa Barbara und der Baja-Halbinsel. Er wird zwischen 60 und 90 cm hoch. Die Blätter sind mattgrün silbrigsamtig und ein Rispenstiel mit hellblauen Blüten wird ausgetrieben. Die reichhaltige Saat dient Mensch und Tier als Nahrung.

Traditionelle Verwendung

Medizinisch gilt Weißer Salbei als tonisierend, antiseptisch und fiebersenkend. Als Tee aufgebrüht, wirkt er beruhigend und die Blätter können zur Atemverbesserung gekaut werden. Gegen Asthma und Lungenbeschwerden stellen indianische Medizinleute unter anderem mit diesem Salbei Rauchmischungen her. Als rituelles Räuchermittel der Indianer hat White Sage eine wichtige Position. Durch seine Räucherung kann eine starke, besänftigende Heilkraft zur Entfaltung kommen. Das macht ihn zu einem hervorragenden Begleiter bei Gebet und Zeremonie zur Erhaltung des Friedens und der Verständigungsbereitschaft. Speziell in der Schwitzhütte wird er als reinigende Kraft eingesetzt. Sein Wesen ist kühlend.

Räucherhinweis

Der intensiv-aromatische Duft kann sehr gut zur Reinigung von Objekten und Einstimmung auf rituelle Körper- und Trancearbeit empfohlen werden.

Duftbotschaft

Weise Entscheidungen in geistiger Klarheit treffen.

„Auf das Wesentliche schauen"

SANDARAK

Tetraclinis articulata
Zypressengewächse/Cupressaceae
Syn.: Gliederzypresse, Berberthuja
Pflanzenteil: Harz
Elementarkraft: FEUER
Schwerpunkt: KÖRPER

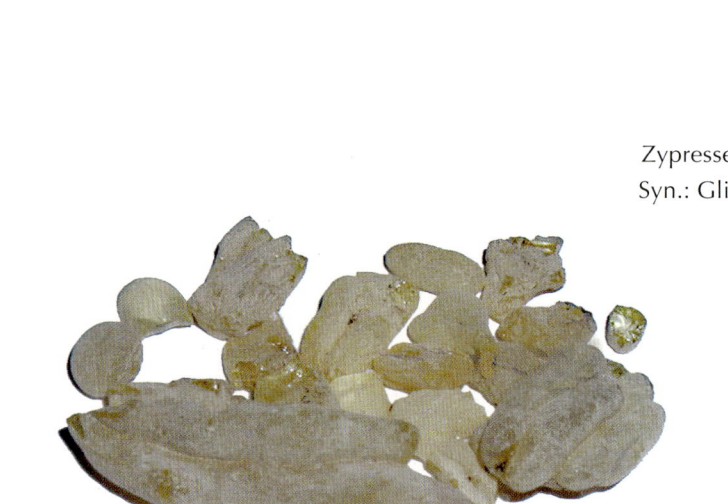

Herkunft

Der Sandarakbaum ist in Nordafrika (speziell Marokko) und Südostspanien in heißen, trockenen Gebieten beheimatet, wird bis zu 15 m hoch und hat ein dunkelrot-bräunliches Holz. Er gehört zur Familie der Thujen beziehungsweise Großfamilie der weißen Zedern. Die goldgelben stalaktitartigen Harztropfen mit der bemehlten Oberfläche und glasartig glänzenden Bruchstellen werden von Stamm und Ästen abgekratzt, nachdem diese angeritzt wurden.

Traditionelle Verwendung

Dieser Baum wurde bereits von den Römern am Rande der Sahara zur Gewinnung des Harzes als Räuchermittel kultiviert. Besonders beliebt für fein gearbeitete, duftende Holzobjekte ist bis heute die wunderschöne Maserung seiner Wurzelhölzer. Das Harz spielt in der nordafrikanischen Volksmedizin eine wichtige Rolle als krampflösendes Mittel bei schwierigen Geburten, bei Verdauungsstörungen und Katarrh. Auch bei Schnupfen wird es eingesetzt. Als reinigende Räucherung nimmt man es zur Klärung der Atmosphäre in den Häusern.

Räucherhinweis

Der warme, harzige Duft mit samtig-frischem Unterton wirkt stark entspannend über das vegetative Nervensystem und eignet sich sehr gut in Mischungen, zum Beispiel mit Benzoe, Zeder, Sandelholz und Angelikawurzel, für eine wohlige Abendräucherung.

Duftbotschaft

Die innere Verbindung mit dem Ganzen lässt den energetischen Fluss frei fließen und alle Hindernisse aus dem Weg räumen.

„Klarheit des reinen Herzens"

ROTES SANDELHOLZ

Pterocarpus santalinus
Santalum rubrum
Schmetterlingsblütengewächse/Fabaceae
Syn.: Sanskrit: Ratachananda
Pflanzenteil: Holz
Elementarkraft: FEUER
Schwerpunkt: GEFÜHL

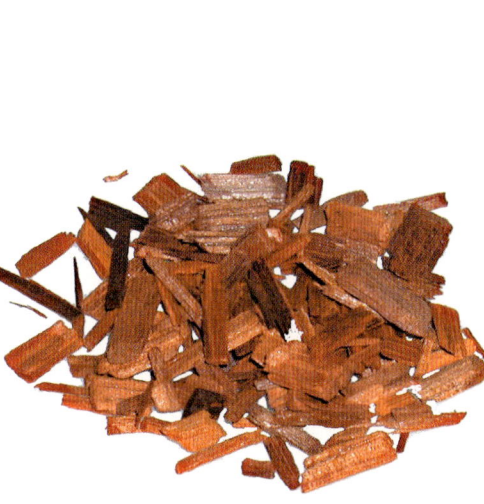

Herkunft

Dieser kleine Baum, der keine 10 m an Höhe erreicht, wächst hauptsächlich in Indien und Sri Lanka und findet bereits in der Bibel Erwähnung (Rätsch*). So soll sein Holz auch im alten Palästina in Tempeln und heiligen Gebäuden verbaut worden sein.

Traditionelle Verwendung

Rotes Sandelholz gilt in der ayurvedischen Gesundheitslehre als der Bruder des Weißen Sandelholzes und es werden ihm ähnliche Eigenschaften zugeschrieben, obwohl keine botanische Verwandschaft besteht. Es soll seinen Wirkungsschwerpunkt jedoch eher im Äußerlichen (Löwe-Prinzip) haben. Die rote Farbe steht für seine aphrodisische Qualität. Das Holz wird auch zur Gewinnung von Naturfarbstoff verwendet und Räuchermischungen zur Verschönerung der Optik beigesetzt.

Räucherhinweis

Der Rauch des Roten Sandelholzes duftet warm und zart-aromatisch holzig. Er eignet sich aufgrund seiner dezenten Eigennote ausgesprochen gut als Trägermaterial in Mischungen aller Art. Empfiehlt sich zur Räucherung mit Balsamen, zum Beispiel Styrax Honduras, aber auch mit verschiedensten Harzen, wie Benzoe und Copal.

Duftbotschaft

Wo Schönheit in der Erscheinung liegt, kann der Ausdruck zum Medium der Kraft werden und zur Vollkommenheit führen.

„In Liebe dienen"

---

* Rätsch, Christian, „Räucherstoffe – Der Atem des Drachen", AT-Verlag, CH–Aarau 1996

WEISSES SANDELHOLZ

Santalum album
Leinblattgewächse/Santalaceae
Syn.: Ostindisches Sandelholz
Pflanzenteil: Holz
Elementarkraft: ERDE
Schwerpunkt: GEFÜHL

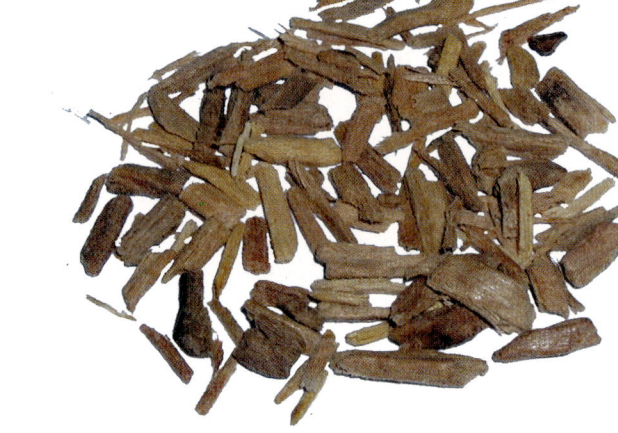

Herkunft

Die Heimat dieses immergrünen, bis zu 12 m hohen Baumes ist Südostasien und insbesondere die indische Provinz Mysore. Er ist ein Halbschmarotzer, der gerne auf den Wurzeln von Bambus und Palmenarten lebt und sich dort auch mit Nährstoffen (Stickstoff, Phosphor) versorgt. Erst nach 20 Lebensjahren entwickelt sein sehr hartes Holz den begehrten Duft, der beim Trocknen entsteht.

Traditionelle Verwendung

Seit Jahrtausenden ist der Duft des Weissen Sandelholzes Bestandteil kultureller und religiöser Praktiken auf der ganzen Welt gewesen und bis heute eine unverzichtbare Komponente der Parfümwelt. Er mischt sich gut mit fast allen anderen Düften und dient als Fixativ. Medizinisch gilt er als kühlend, keimtötend, neutralisierend und wird als Mittel gegen Entzündungen und Atemwegserkrankungen sowie bei Übelkeit und nervösen Spannungen einge-

setzt. Für die Inder führt Sandelholz als Übergangshelfer in eine bessere Wiedergeburt. Es öffnet den Energiekanal zu den Kräften der Erde, verwandelt die Angst und räumt den Weg zur inneren Kraftquelle frei.

Räucherhinweis

Der geräucherte Duft ist warm, balsamisch und sanft und eignet sich hervorragend für Mischungen aller Art. Er kann den Egoismus im Körper dämpfen und eine Atmosphäre des Friedens und der Einkehr schaffen.

Duftbotschaft

In seiner Mitte sein. Sich als Teil des Großen Ganzen empfinden, sich dem Strom des Lebens vertrauensvoll und in Liebe hingeben.

„Der tragende Boden"

STEPPENRAUTE

Peganum harmala L.
Jochblattgewächse/Zygophyllaceae
Syn.: Harmalkraut, Harmelraute,
Syrische Raute
Pflanzenteil: Saat
Elementarkraft: LUFT
Schwerpunkt: GEFÜHL

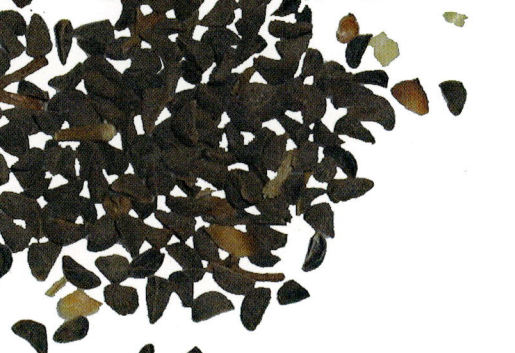

Herkunft

In den Wüstengebieten Westasiens bis Nordindien, der Mongolei und Mandschurei ist diese buschige, bis zu 1 m hoch wachsende Staude zu Hause. Die schmal-fiedrigen Blattsegmente bringen kleine weiße Blüten in den Sprossachseln hervor. Die Frucht umschließt zahlreiche kleine, eckige Samen von betäubendem Duft, die halluzinogene Substanzen enthalten.

Traditionelle Verwendung

Wo immer diese Pflanze gedeiht, genießt sie hohes Ansehen in der Volksheilkunde. Es kann davon ausgegangen werden, dass dies auf den schamanischen Gebrauch in magisch-spirituellen Heilungsritualen zurückzuführen ist. Es wird berichtet, dass „Harmel" auch von den Derwischen in Buchara für Heilungszeremonien verwendet worden sein soll. In Marokko werden die Samen heute noch auf glühenden Kohlen im Tongefäß verräuchert, um Unglück abzuwenden und bei tiefer Inhalation ekstatische Zustände zu bewirken, die Visionen ermöglichen. Eine leichte Räucherung soll eine geistklärende, entspannende Wirkung (zum Beispiel zur Geburtsunterstützung) hervorrufen. Die indische Volksmedizin kennt die Steppenraute als Aphrodisiakum.

Räucherhinweis

Der herb-brenzlige Räucherduft lässt sich gut aufnehmen. Die Saatkörner zerplatzen mit dezentem Knall, wenn man sie nicht vorher zermörsert. Eine Mischung mit Koriander ist von besonders stimmungsaufhellender Kraft.

Duftbotschaft

Mit allem verbunden sein und sich vertrauensvoll einlassen können.

„Der Sucher wird zum Licht geführt"

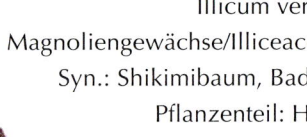

STERNANIS

Illicum verum
Magnoliengewächse/Illiceaceae
Syn.: Shikimibaum, Badian
Pflanzenteil: Harz
Elementarkraft: WASSER
Schwerpunkt: GEFÜHL

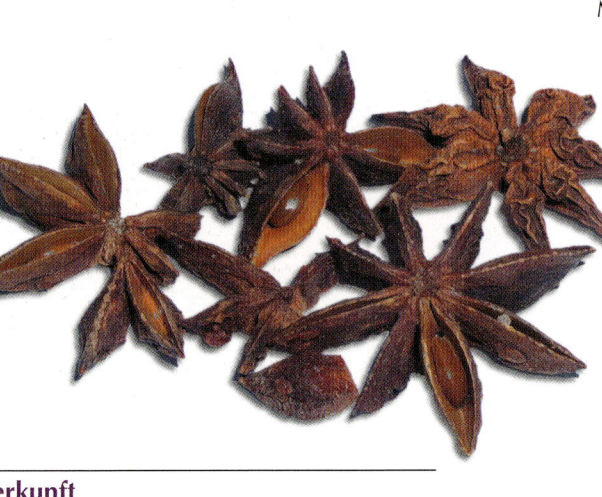

Herkunft

Dieser immergrüne Baum bis zu 14 m Höhe mit schlankem weißem Stamm wird in ganz Asien kultiviert. Seine gelben Blüten ähneln Narzissen. Die Früchte bestehen aus 5–10 Samenkammern, die sternförmig um eine Mittelachse angeordnet sind. Sie können zweimal pro Jahr geerntet werden.

Traditionelle Verwendung

Sternanis gilt als traditioneller Räucherstoff, der in sehr vielen asiatischen Räucherwerkzubereitungen enthalten ist. Besonders aus den japanischen Räucherstäbchen ist er nicht wegzudenken. Man räuchert ihn auch gegen Flöhe und Kleiderläuse. Aber auch als Küchengewürz, zum Beispiel in der chinesischen Küche, hat er seinen angestammten Platz. Der Duft hat eine weihnachtliche Anmutung. Medizinisch gilt Sternanis als schmerzstillend und schleimlösend gegen Husten. Er hilft auch bei Magenkrämpfen, schlechtem Atem und Rheumatismus. Im westlichen Okkultismus schreibt man der Räucherung eine Steigerung psychischer Kräfte zu. Sie soll auch aphrodisierend und harmonisierend auf das Nervensystem wirken. Bei starkem Gebrauch kann sich eine leicht narkotische Wirkung einstellen.

Räucherhinweis

Lässt sich gut mit Zimt, Fenchel, Gewürznelken und Sandelholz für eine sehr entspannende Räucherung kombinieren. Eine Überdosierung sollte vermieden werden.

Duftbotschaft

Lindernd und tröstend wird der Bedürftige aufgefangen und mütterlich hilfreich versorgt und genährt.

„Sich fallen lassen und vertrauen"

STYRAX

Styrax calamitus
Liquidambar officinalis
Hamamelisgewächse/Hamamelidaceae
Syn.: Amberbaum, Storax
Pflanzenteil: Resinoid
Elementarkraft: WASSER
Schwerpunkt: GEFÜHL

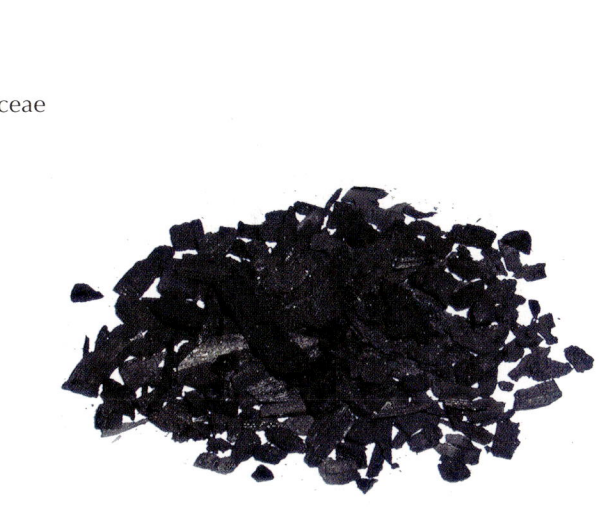

Herkunft

Der Balsam des bis zu 10 m hohen, strauchartigen Styraxbaumes hat die Konsistenz und Farbe von zähflüssigem Honig. Liquidambar bedeutet auch „flüssiger Bernstein". In Kleinasien ist der klassische Amberbaum heimisch. Auch in Südostasien und Zentralamerika wird traditionell Styrax gewonnen. Eine gebräuchliche Form, diese klebrige Substanz praktisch und problemlos zu verräuchern, besteht darin, damit getränkte Holzkohlesplitter zu verwenden. Leider ist die Authentizität der Zusätze nicht immer gegeben.

Traditionelle Verwendung

Styrax ist eine aus uralten Zeiten überlieferte Räuchersubstanz, um die sich mythologische Geschichten aller Art ranken. Man hält ihn auch für den „Balsam des Gilead", der in der Bibel erwähnt wird. Medizinisch galt er als wirksam gegen Atemwegserkrankungen, aber von Dioskurides wird auch von seiner aufweichenden, verdauungsfördernden Kraft berichtet. In der Antike wurde er als kultischer Räucherstoff mit Zauberkräften der weiblichen Gottheit Hekate geopfert und in Verbindung mit Steppenraute und Lorbeer für Orakelräucherungen eingesetzt (Rätsch*).

Räucherhinweis

Stark entspannend und lösend bei emotionalen Verkrampfungen, kann eine Styrax-Räucherung Wunder wirken, wenn Aggressionen eine Situation dominieren. Im Nachduft verbreitet die balsamisch sanfte Süße Gelassenheit.

Duftbotschaft

Eine Stimmung der Aufgeschlossenheit umweht das Herz und bietet alle Möglichkeiten, Wünsche zu verwirklichen.

„Den besonderen Moment nutzen"

---

* Rätsch, Christian, „Räucherstoffe – Der Atem des Drachen", AT-Verlag, CH–Aarau 1996

SUGANDHA KOKILA

Cinnamomum cecidodaphne
Cinnamomum glaucescents
Lorbeergewächse/Lauraceae
Syn.: „duftender Kuckuck", *Gondserai,*
Nepal- Mallagiri
Pflanzenteil: Früchte
Elementarkraft: FEUER
Schwerpunkt: KÖRPER

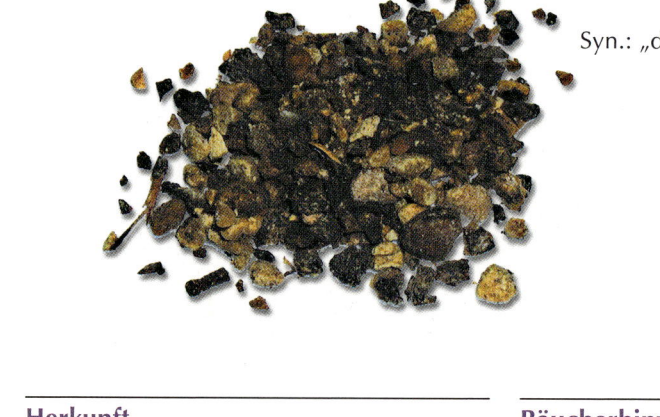

Herkunft

Dieser große immergrüne Baum ist wild im östlichen Himalaya, vornehmlich in Nepal, aber auch in Sikkim, Bhutan, Assam und Sylhet bis in eine Höhe von 1300 m zu finden. Er wächst sehr schnell und wird bis zu ca. 7 m hoch. Seine korkartige und duftende Borke wird ebenso wie die enorme Fülle von ca. 3 cm langen Früchten, die er hervorbringt, kommerziell genutzt.

Traditionelle Verwendung

Das Holz dieses Baumes wird auch Nepal-Kampfer oder Nepal-Sassafras genannt. Es ist sehr widerstandsfähig gegen Wasser und Insekten und wird auch zur Abwehr von Ungeziefer eingesetzt. Es ist ein begehrtes Holz und lässt sich sehr gut in der Möbelproduktion und im Schiffbau verwenden. Die Früchte gelten im Ayurveda als aufbauend und stimulierend. Ihr ätherisches Öl wird als fungizid (pilzabwehrend) eingestuft.

Räucherhinweis

Der zimt-, nelken- und eukalyptusartige Duft der zerstoßenen Früchte ist ziemlich eigenartig und mutet, wenn er alleine geräuchert wird, nicht sehr angenehm an. Die psychische Wirkung ist anregend und polarisiert die Gefühlswelt. In aktivierenden Räuchermischungen (zum Beispiel mit Dammar und Wacholder) kann der gewünschte Effekt bei angenehmer Duftentwicklung verstärkt werden.

Duftbotschaft

Wenn Bequemlichkeit sich breit macht und Langeweile einzieht, kommt hier der Ruf nach Veränderung.

„Handlungswille und Durchsetzungskraft"

SUMPFPORST

Ledum palustre
Heidekrautgewächse/Ericaceae
Syn.: Porst, Wilder Rosmarin
      Brauerkraut, Mottenkraut
Pflanzenteil: Kraut
Elementarkraft: FEUER
Schwerpunkt: KÖRPER

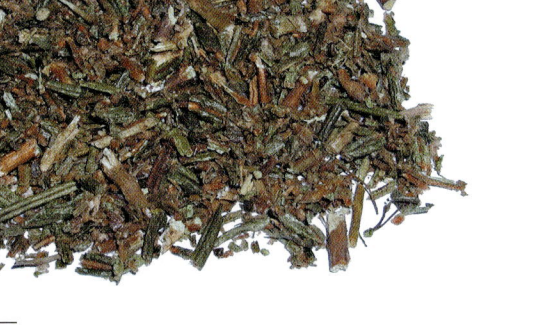

Herkunft

Diese strauchartig wachsende Heidekraut-
pflanze von maximal 1,5 m Höhe gedeiht in
den Hochmoorgebieten der nordischen Län-
der, oft in der dort typischen Gemeinschaft mit
Kiefern und Birken. Man findet sie auch in al-
pinen Regionen und in kühlen feuchten Arealen des asiatischen Raumes sowie in Nordamerika. Rein optisch erinnert der Sumpfporst
etwas an den Rosmarin, er hat aber eine weichere Anmutung.

Traditionelle Verwendung

Es handelt sich hier um die neben dem Wacholder wichtigste eurasische Schamanen-
pflanze, deren Geschichte bis in die Eiszeit
zurückreicht. Als Mittel gegen rheumatische
Beschwerden rieb man sich mit dem Kraut ein.
Es wurde als medizinische Räucherung gegen
Keuchhusten eingesetzt oder als Tee gegen
Asthma und Erkältungen getrunken. Die Germanen verwendeten es als rauscherzeugenden
Bierzusatz (Porstbier) mit aggressionssteigern-
der Wirkung. Als schlaffördernde medizinische

Räucherung ist es ebenfalls bekannt. Eine bedeutende Rolle spielte dieses Kraut von jeher
daher, durch Inhalation des bewusstseins-
verändernden aromatischen Rauches den
schamanischen Trancezustand im Heilungs-
ritual auszulösen. Die Räucherung gilt als
insektenabweisend.

Räucherhinweis

Der angenehm würzig-harzige Räucherduft mit
heißem Charakter verbreitet Lagerfeueratmos-
phäre und kann wunderbar allein geräuchert
werden. Nicht bei Schwangerschaft verwenden!

Duftbotschaft

Die Pforten zu den Urkräften der Natur werden geöffnet, um das zu finden, was den Prozess voranbringt.

*„Kraftvolle Präsenz
und Handlungsfähigkeit"*

155

SWEETGRASS

Hierochloe odorata
Savastana odorata
Süßgräser/Poaceae
Syn.: Vanillengras, Senecagras,
Mariengras
Pflanzenteil: Kraut
Elementarkraft: WASSER
Schwerpunkt: GEFÜHL

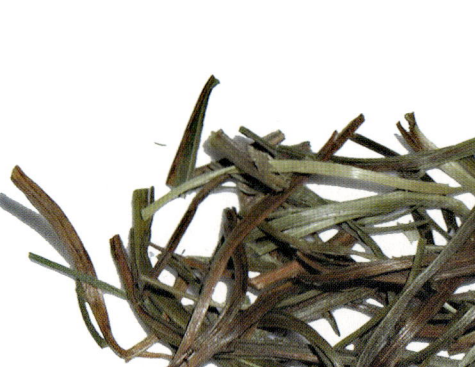

Herkunft

Diese Duftgrasstauden aus den nordamerikanischen Prärieebenen lieben feuchte Senken und werden etwa 90 cm hoch. Sie sind eng verwandt mit dem europäischen Ruchgras *(Anthoxantum odoratum),* das auf Wiesen und an Wegrändern wächst. Sweetgrass wird von den Indianern geschnitten, zu Zöpfen geflochten und zum Räuchern getrocknet.

Traditionelle Verwendung

Sweetgrass gilt in der indianischen Spiritualität als wichtige „Pflanze der Kraft". Es wurde traditionell sowohl medizinisch als Tee gegen Erkältung und Leibschmerzen, als duftender Schmuck zu rituellen Anlässen als auch, und zwar hauptsächlich, zu Räucherzwecken verwendet. Dabei wurde es durchaus auch Tabakmischungen zugesetzt. Sweetgrass wird immer dann genommen, wenn das Gute, Schöne und Leichte des Lebens gesucht und als Geschenk dargeboten wird. Auch in der Reinigungszeremonie der Schwitzhütte soll es die guten Geister zur Teilnahme bewegen.

Räucherhinweis

Der zarte vanillige Duft des verräucherten Sweetgrass erinnert an frisches Heu und Waldmeister und ist für Räucherungen geeignet, die eine freundliche, heitere Atmosphäre schaffen sollen. Es lässt sich gut mit Weißem Salbei oder Copalharz verbinden, wenn der Reinigungsaspekt verstärkt werden soll.

Duftbotschaft

Ein freundlicher Gruß, eine liebevolle Geste, ein glückliches Lächeln.

„In die Harmonie gehen"

TEJPAT

Cinnamomum tamala
Cinnamomum iners
Lorbeergewächse/Lauraceae
Syn.: Tamalaka, Tejput,
Tam. *Talishappattiri*
Pflanzenteil: Blätter
Elementarkraft: FEUER
Schwerpunkt: KÖRPER

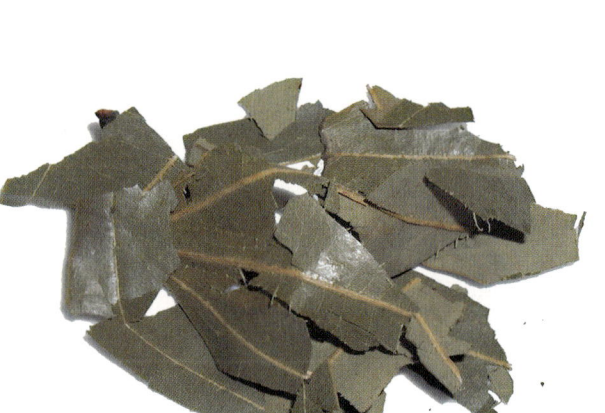

Herkunft

In den tropischen und subtropischen Zonen Nordindiens, des Himalaya bis 2500 m Höhe, aber auch in Burma findet man diesen immergrünen Baum aus der Familie der Zimtgewächse, dessen Rinde und Blätter medizinisch genutzt werden.

Traditionelle Verwendung

Die Rinde dieses Bauemes wird oft als Ersatz für Ceylonzimt verwendet, obwohl der Duft völlig anders ist. Die Blätter enthalten viel Eugenol und Zimtaldehyd und sind als kraftvolles Anregungsmittel bekannt. Bei Husten und Fieber wird es als Medizin gegeben und als Gewürz in der Nahrungsmittelzubereitung gegen Blähungen und Verdauungsstörungen eingesetzt. Gute medizinische Ergebnisse sind bei der Behandlung von Diabetes mellitus erzielt worden. Die Blätter werden aufgrund ihres angenehmen Duftes und der anregenden Wirkung auch geräuchert.

Räucherhinweis

In stimulierenden Räuchermischungen sind die stabilen Blätter zerkleinert gut mit Harzen zu kombinieren. Der Duft ist grün, kraftvoll würzig und lässt den Energiepegel steigen.

Duftbotschaft

Eine aufreizende Stimmung, die uns aufruft, die Dinge anzugehen, die es zu erledigen gilt.

„Aufbruch zu neuen Taten"

157

TILIABLÜTE

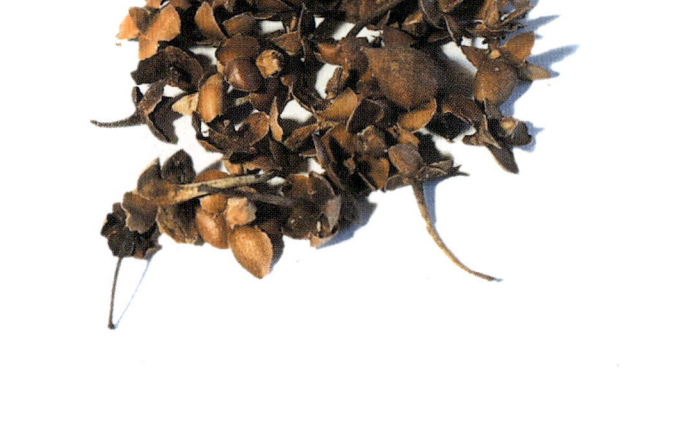

Tilia occidentalis
Lindengewächse / Tiliaceae
Syn.: Lindenfrüchte
Pflanzenteil: Fruchtstand
Elementarkraft: WASSER
Schwerpunkt: GEFÜHL

Herkunft

Dieser Lindenbaum wächst in wärmeren Teilen der Welt wie z. B. Mittelamerika und hat hängende Blütenstände von 3 bis 5 Blüten mit zahlreichen Staubblättern, die sich später zu kleinen holzigen Nüssen mit 4 bis 5 Deckflügeln und einem Samen in der Mitte entwickeln.

Traditionelle Verwendung

Ähnlich wie Lindenblütentee, werden diese aromatischen Kapseln in erster Linie in der Volksmedizin verwendet. Die heilkräftigen Eigenschaften sind dementsprechend beruhigend und blutdrucksenkend, schweiß- und harntreibend, krampflösend und schmerzstillend, gegen Husten, Erkältung und Rheuma sowie zur Abschwellung bei entzündlichen Prozessen aller Art inklusive Verbrennungen. Auch in der pharmazeutischen Industrie findet dieses Naturheilmittel Verwendung. Es hat gefäßerweiternde und blutdrucksenkende Eigenschaften und ist als äußerst wirksames Sedativum bei Schlaflosigkeit bekannt.

Räucherhinweis

Ein süßer Duft nach Honig und zarten Blüten entfaltet sich schnell, der im weiteren Prozess holzig-aromatische Tendenzen entwickelt. Er ist sehr gut für eine zarte Entspannungsräucherung und für einen ruhigen Schlaf geeignet. Lässt sich auch gut als angenehm lieblicher Zusatz in Mischungen einsetzen, bei denen es um beruhigende und vertrauensfördernde Zielsetzungen geht.

Duftbotschaft

Ein blumig lieblicher Hauch von Güte und Hilfsbereitschaft, der jeden Widerstand auflöst und eine Haltung des Annehmens bewirkt.

„Vertrauensvolle Hingabe an das Wohlwollende"

TOLUBALSAM

Myroxylon balsamum
Toluifera balsamum
Schmetterlingsblütler/Fabaceae
Syn.: Hondurasbalsam,
Thomasbalsam, Cartagenabalsam
Pflanzenteil: Harz
Elementarkraft: WASSER
Schwerpunkt: GEFÜHL

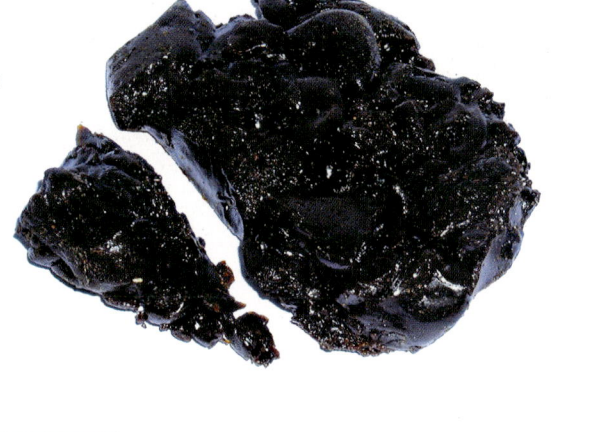

Herkunft

Dieser gerade wachsende, ansehnliche Tropenbaum kann eine Höhe von mehr als 20 m erreichen. Er strahlt aromatischen Duft aus und
ist dem Peru-Balsambaum sehr ähnlich. Er ist
in Venezuela, El Salvador, Kolumbien und
Kuba zu Hause und wird heute auf den West-
indischen Inseln kultiviert. An mehreren Stellen wird der Stamm v-förmig angeschnitten
und das goldgelbe, dickflüssig austretende
Harz in Kürbiskalebassen aufgefangen. Bei
niedriger Temperatur erstarrt es zu einer braun-
glänzenden Masse, die leicht mit muscheligem
Bruch zerschlagen werden kann.

Traditionelle Verwendung

In der indianischen Volksmedizin räuchert man
Tolubalsam gegen Atemwegserkrankungen,
Kopfschmerzen und Rheuma. Auch in der westlichen Medizin wird Tolu als schleimlösende
Substanz in Hustensaft eingesetzt, hauptsächlich aber als heilender, hautschützender Bestandteil in Salben verarbeitet. Die Inkas sollen

ihn zur Einbalsamierung hochstehender Persön-
lichkeiten nach deren Tod verwendet haben.
Tolubalsam wird empfohlen für die Anwendung
als harmonisierendes Element in Meditation und
Zeremonie oder für die Abendräucherung.

Räucherhinweis

Der erste Moment kann scharf bis brennend
sein, aber der Nachklang wird ganz vanillig
süß. Tolu sollte nicht allein auf dem Sieb geräuchert werden, da er sehr dünnflüssig wird.
Sehr gut in entspannenden Mischungen.

Duftbotschaft

Zuwendung dort, wo etwas zusammengeführt
werden soll, um seelische Verletzung verarbei-
ten zu können.

„Trost und Heilung"

TONKABOHNE

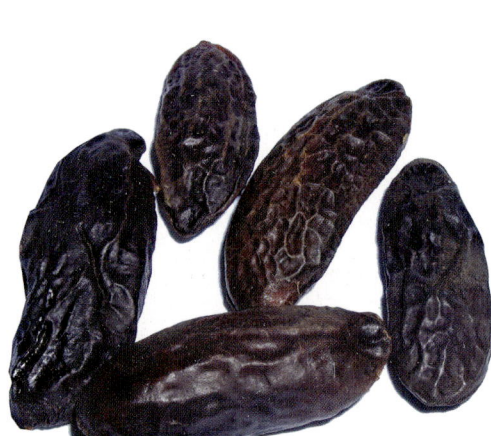

Dipteryx odorata
Coumarouna odorata
Schmetterlingsblütler/Fabaceae
Syn.: *Rumara, Kumarú*
wohlriechender Asant (*Asa ororata*)
Pflanzenteil: Saat
Elementarkraft: WASSER
Schwerpunkt: GEFÜHL

Herkunft

Der bis zu 25 m hohe Tonkabaum ist im nördlichen Südamerika (Guayana, Orinoko-Quell-
gebiet), Brasilien und British Guiana heimisch
ist, große elliptische Blätter und trägt viele vi-
olette Blüten. Heute wird er vor allem in Venezuela und Nigeria kultiviert. Seine Saat –
die Tonkabohne – enthält glycosidisch gebun-
denes Cumarin. Um es freizusetzen, werden
die Bohnen 24 Stunden in Rum eingelegt und
danach getrocknet, wobei ein Fermentations-
vorgang stattfindet. Danach kann der Cumarin-
gehalt bis zu 10 % betragen.

Traditionelle Verwendung

Das Wort *Tonka* stammt von den Ureinwoh-
nern in Französisch-Guayana. Vermutlich ist
die Tonkabohne als narkotisches Mittel ge-
raucht worden. Sie gilt als herzanregend, stimulierend, fiebersenkend, narkotisch und appetitanregend. Die Parfümerie nimmt das
Tonkaöl als Fixativ. Es wird auch im Lebens-
mittelbereich verwendet, um weniger angenehme Geruchs- oder Geschmackseindrücke,
wie beispielsweise Rizinusöl, zu kaschieren.
Tonka wird auch als Insektizid eingesetzt.

Räucherhinweis

Tonkabohnen haben ein sehr starkes, süß-wür-
ziges Aroma, das an Waldmeister und Vanille
erinnert. Es wirkt geräuchert antidepressiv und
euphorisierend, kann in seiner Intensität aber
auch leicht zu viel werden.

Duftbotschaft

Heitere Gelassenheit entsteht aus warmherzi-
ger Offenheit, wenn das rechte Maß gehalten
wird.

„Genießen und entspannen"

TRAUMKRAUT

Calea zacatechichi
Korbblütengewächse/Asteraceae
Syn.: *Leaf of God, thle-pelacano*
Pflanzenteil: Kraut
Elementarkraft: LUFT
Schwerpunkt: GEIST

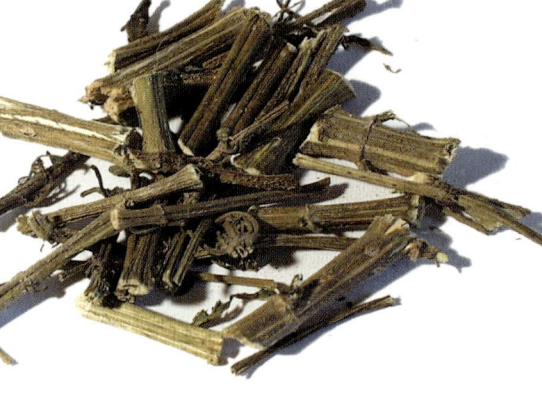

Herkunft

Von Mexiko bis Costa Rica ist diese stark verzweigte Buschpflanze von bis zu 1,50 m Höhe
oft in reinen Pinienwäldern und Nebelwäldern
anzutreffen. Sie wächst jedoch hauptsächlich
im zentralmexikanischen Hochland in dem
bergigen Gebiet um Oaxaca und im Flachland
von Yukatan. Sie entwickelt einen dicht besetz-
ten Blütenstand von zumeist 12 weißen Blüten.

Traditionelle Verwendung

Zacatechichi wird als eine wichtige Mysterien-
pflanze der Mayas bezeichnet. Es wird berichtet, dass die Chontal-Indianer noch heute aus
den getrockneten Blättern einen Tee mit
halluzinogener Wirkung zubereiten, der zu
hellsichtigen Zuständen und Visionen führt und
bei größeren Mengen in einem schlaffähnlichen
Zustand heilende Antworten auf wichtige Fragen aus einer göttlichen Quelle erfahren läßt.
Es wird auch als Tabakersatz geraucht und soll

ein Gefühl von Ruhe und Gelassenheit erzeugen.

Räucherhinweis

Der Rauch hat eine klärende und entspannende Wirkung. Es empfiehlt sich, diese Pflanze
vor dem Schlafengehen zu räuchern, wenn mit
kreativer Traumarbeit experimentiert oder eine
Problemlösung auf diese Weise angestrebt
werden soll.

Duftbotschaft

Ein grüner Fingerzeig von zarter luftiger Qualität, der die Bilder fliegen lässt und das Vertrauen in die Kraft des Unerklärbaren erlaubt.

„Erlösung kommt von innen"

TULSI

Ocimum sanctum L.
Ocimum tenuiflorum L.
Lippenblütengewächse/
Lamiaceae (Labiatae)
Syn.: Indisches Basilikum, Tulasi
Pflanzenteil: Kraut
Elementarkraft: LUFT
Schwerpunkt: GEIST

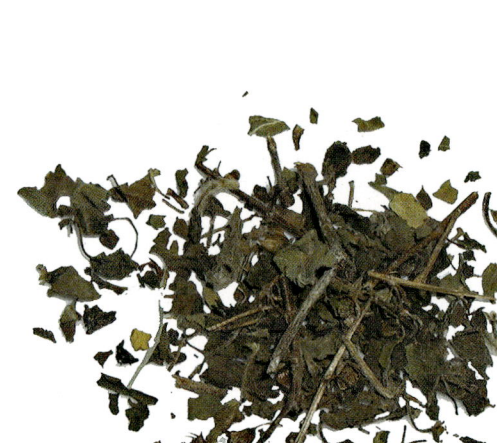

Herkunft

Diese wichtige Heilpflanze der Hindus ist in Nordindien und Nepal häufig zu finden und wird in vielen Tempeln angepflanzt. Es handelt sich um ein verzweigtes, einjähriges Kraut von 30 bis 60 cm Höhe, das hohen ökonomischen Wert besitzt.

Traditionelle Verwendung

Tulsi wird als bedeutsames Heilmittel mit schmerzstillender und verdauungsfördernder Wirkung sowie gegen Malaria, Atemwegserkrankungen und Insektenstiche traditionell angewendet und außerdem auch als religiösspirituelle Pflanze rituell verehrt und den Gottheiten Vishnu und Lakshmi geopfert. Gesundheit, Glück, Wohlstand und Tugendhaftigkeit sind die Qualitäten, um die bei ihrer Räucherung gebeten wird. Auch eine starke Schutzfunktion wird ihr zugeschrieben, wenn Dunkelheit herrscht und negative Kräfte die Menschen bedrohen

Räucherhinweis

Eher stechend und brenzlig kommt der geräucherte Duft daher. Unbewusste Prozesse bewusst zu machen kann die Absicht sein, die es zu verstärken gilt. Die Räucherung kann eine reine Aura und gute Abwehrkräfte schenken.

Duftbotschaft

Dem Licht zugewandt und zu Bewusstsein bringend, öffnet die Kraft Herz und Geist.

„Liebevolle Aufgeschlossenheit"

VETIVER

Vetiveria zizanoides
Andropogon muricatus
Graspflanzen/Poaceae
Syn.: Khusgras
Pflanzenteil: Wurzel
Elementarkraft: ERDE
Schwerpunkt: KÖRPER

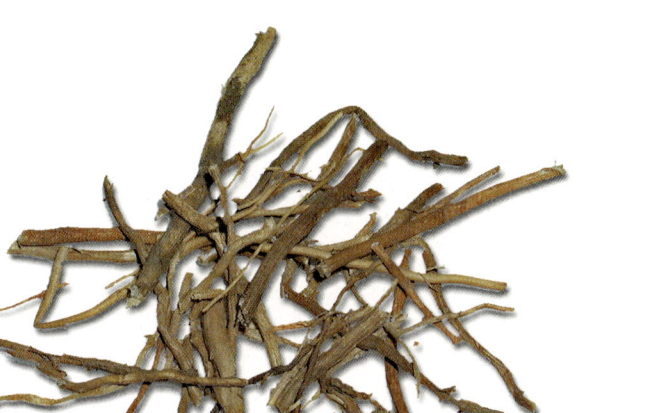

Herkunft

Dieses büschelige Gras mit geradem Halm und langen schmalen Blättern stammt aus Südindien, Indonesien und Sri Lanka, wird heutzutage aber auch in vielen anderen Teilen der Welt kultiviert. Es entwickelt ein umfangreiches helles Wurzelwerk und dient unter anderem dazu, den Boden vor der Erosion zu bewahren.

Traditionelle Verwendung

Seit der Antike werden die Wurzel wegen ihres feinen Duftes hoch geschätzt. Noch heute werden von Einheimischen beispielsweise Matten daraus geflochten, um Ungeziefer fernzuhalten und einen angenehmen Duft im Haus zu haben. Bei Schwächezuständen und Niedergeschlagenheit, nervösen Spannungen und dergleichen wirkt Vetiver beruhigend und lösend. In spirituellen Dhoops und ayurvedischen Räucherrezepturen (entgiftend) wird es eingesetzt und als „Duft der sich erneuernden Erde" bezeichnet. Bei Altersproblemen dient es als Aufbau- und Kräftigungsmittel und zur Herzstärkung. Auch als Aphrodisiakum ist es bekannt und wird für Weihehandlungen aller Art geräuchert.

Räucherhinweis

Lässt sich gut mit Sandelholz, Opoponax und Benzoe verbinden. Rauchig-holzig-erdig mit einem herben Unterton, kann Vetiver zur Steigerung der Körperwahrnehmung in Meditationsmischungen verwendet werden.

Duftbotschaft

Wenn lang ersehnter Regen auf ausgedörrten Boden fällt, dann riecht es nach neuem Leben.

„Sich annehmen und lieben"

163

WACHOLDERBEEREN

Juniperus communis
Zypressengewächse/Cupressaceae
Syn.: Heidewacholder, Krammetbeere,
Feuerbaum
altdeutsch: *Rauchholter*
Pflanzenteil: Beeren
Elementarkraft: FEUER
Schwerpunkt: GEIST

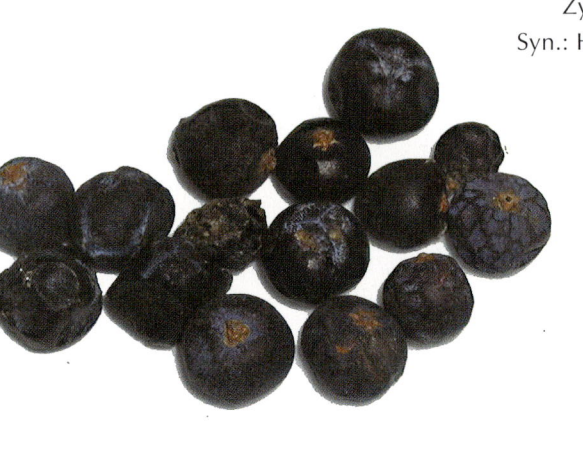

Herkunft

Dieser immergrüne Baum/Strauch ist auf der Nordhalbkugel unseres Planeten zu Hause. Von Nordasien über das Baltikum, Nordeuropa bis Kanada ist diese Konifere anzutreffen. Sie erreicht eine Höhe bis zu ca. 6 m und entwickelt kleine Beeren, die im ersten Jahr grün sind und erst im zweiten und dritten Jahr blauschwarz werden.

Traditionelle Verwendung

Wacholder wird bei Harnwegs- und Magen-Darm-Infektionen, Würmern sowie bei Erkrankungen der Atemwege, Gicht, Rheumatismus und Arthritis eingesetzt. Er soll auch wundheilend und wirksam gegen Parasiten aller Art sein. Rituell werden Zweige und Beeren seit Urzeiten als unverzichtbarer Bestandteil schamanischer Kultur verräuchert und sollen magischen Schutz erzeugen können. Man zählt ihn auch in Deutschland zu den wichtigsten Zauberpflanzen.

Räucherhinweis

Ein wunderbarer aromatischer Duft verbreitet sich beim Räuchern dieser Beeren. Sie lassen sich sehr gut im zerstampften Zustand in Mischungen (zum Beispiel mit Vetiver, Mastix, Elemi, Galbanum, Zedernholz und Eichenmoos) einsetzen und eignen sich für Abwehrräucherungen aller Art.

Duftbotschaft

Stärkung der Ich-Kraft, damit der klare Blick die Dinge so sehen kann, wie sie sind.

„Ruhe und Zuversicht"

WACHOLDERSPITZEN

Juniperus scopulorum
Zypressengewächse/Cupressaceae
Syn.: Rocky Mountain Juniper
Pflanzenteil: Zweigspitzen
Elementarkraft: FEUER
Schwerpunkt: GEIST

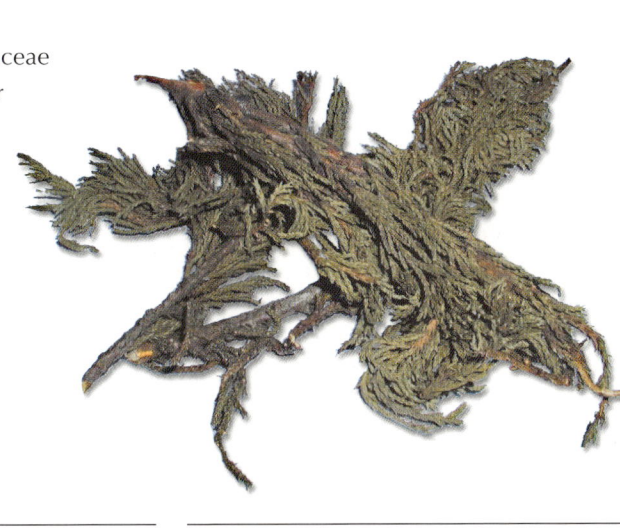

Herkunft

Wie der volkstümliche Name schon sagt, wächst diese Wacholderart in den Rocky Mountains. Es ist ein buschartiger Baum, der selten über 3 m hoch wird und kleine grünlich-blaue Beeren ausbildet.

Traditionelle Verwendung

Wie in allen Räucherkulturen der Welt nimmt der Wacholder auch hier eine besondere rituelle Stellung ein. Rocky Mountain Wacholder hat bei den Indianerstämmen dieser Region von jeher einen hohen Stellenwert als Pflanze der Kraft, die als „entgiftend" in körperlicher und seelischer Hinsicht gilt, indem sie negative Zustände bereinigt und gleichzeitig die Abwehrkräfte stärkt. Geräuchert wird er auch in der Schwitzhüttenzeremonie oder beim Sonnentanz und zum Reinigen des Ortes, des Körpers und der rituellen Gerätschaften. Man verwendet ihn ferner mit der Absicht, Körper und Geist zu klären und sich für die visionäre Erfahrung zu öffnen.

Räucherhinweis

Der kraftvolle Duft dieser aromatischen Pflanze ist so speziell und so umfassend in seiner Wirksamkeit, dass es durchaus angebracht ist, ihn allein zu verräuchern und sich ganz auf diese Erfahrung einzulassen.

Duftbotschaft

Mit diesem Rauch kommt eine große grüne Kraft in den Augenblick, der man mit Respekt begegnen darf.

„Präsenz, die Zuversicht schenkt"

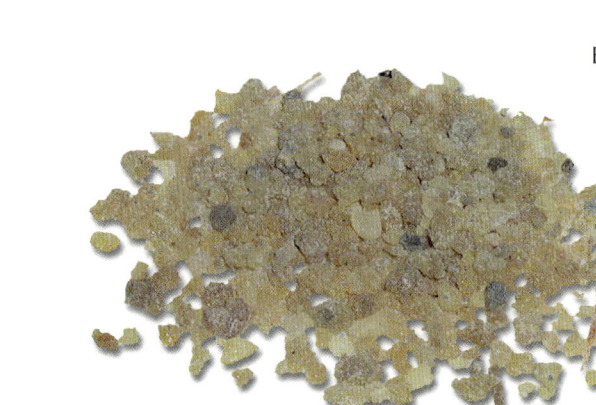

WEIHRAUCH

Boswellia carteri
Boswellia sacra
Balsamstrauchgewächse/Burseraceae
Syn.: Olibanum
Pflanzenteil: Harz
Elementarkraft: FEUER
Schwerpunkt: KÖRPER

Herkunft

Aus Nordostafrika und den Ländern um das Rote Meer stammt das Harz des Weihrauchbaumes, dessen Geschichte eng mit der ästhetischen und spirituellen Kulturentwicklung der Menschheit verbunden ist. Dieser relativ kleine Baum fällt auf durch seinen gedrückten, spiralförmigen Wuchs. Er wächst im Wüstenrandgebiet auf kargem, sonnenausgedörrten Land bei minimalster Feuchtigkeit. Das Wundharz, welches er in Tränen absondert, erfüllt für ihn auch eine Schutzfunktion gegen die lebensbedrohliche Einstrahlung der Sonne.

Traditionelle Verwendung

Olibanum ist eine der wichtigsten Räuchersubstanzen der Menschheit. Außer den oben genannten Arten gibt es auch noch den Indischen Weihrauch (*Boswellia serrata*) der von seinen Eigenschaften her ähnlich ist. Weihrauch wird medizinisch für die Hautpflege, bei Atemwegserkrankungen, für den Urogenitalbereich, bei stressbedingter Nervenbelastung und nach neueren Erkenntnissen auch bei rheumatischen Beschwerden empfohlen. Seine Bedeutung als Räucherstoff für Reinigung, Meditation und Sensibilisierung für hohe Schwingungen ist außerordentlich groß und er wird weltweit in der Räucherwerkproduktion eingesetzt.

Räucherhinweis

Weihrauch ist sehr hilfreich als Reinigungsräucherung und zum Abbau nervöser Spannungen allein oder in Mischungen. Ein heller Duft mit leichter Zitrusnote zeugt von Qualität.

Duftbotschaft

Die Gesetze des Lebens werden deutlich, wenn körperliche Existenz sich mit Spiritualität beseelt.

„Die Wahrheit hereinlassen"

WERMUT

Artemisia absinthium
Korbblütler/Asteraceae
Syn.: Absinth
Pflanzenteil: Kraut
Elementarkraft: LUFT
Schwerpunkt: GEFÜHL

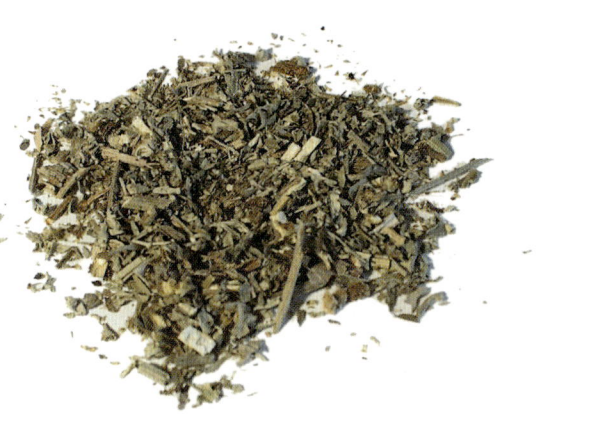

Herkunft

Dieses Exemplar der großen Beifuß-Familie wächst in gemäßigten Zonen und ist ein Strauch mit grau-grünem, sehr fein gefiedertem, seidig behaartem Laub, der bis zu 1 m Höhe erreicht. Im Sommer bildet er Rispen mit unscheinbaren gelben, kugelförmigen Blüten.

Traditionelle Verwendung

Im 19. Jahrhundert stellte der Gebrauch von Absinth als Alkoholgetränk in Europa und den USA ein ernstes soziales Problem dar. Das ätherische Wermutöl als Hauptbestandteil, dessen übermäßiger Gebrauch Halluzinationen verursacht und das zentrale Nervensystem schädigt (Thujon), wurde dann in vielen Ländern gesetzlich verboten. Medizinisch wird es bei Störungen von Magen und Galle verwendet. Grundsätzlich deutet der Name Wermut jedoch darauf hin, dass das Kraut die geistigen Fähigkeiten verbessern soll. Immer wieder taucht es allerdings historisch im Zusammenhang mit Liebeszauber auf und wurde wie Artemisia vulgaris auch gegen Hexerei geräuchert.

Räucherhinweis

Das Süße und das Bittere liegen hier dicht beieinander. Die „Verlockung" ist ein starkes Element dieses Dufteindrucks, der zur Hingabe zieht, aber Achtsamkeit fordert. Nicht bei Epilepsie oder Schwangerschaft verwenden!

Duftbotschaft

Die Sehnsucht nach Verbindung von Schönheit und Tod wird zum Elixier des Lebens.

„Über die Sinne w a h r nehmen"

YERBA SANTA

Eriodictyon californicum
Wasserblattgewächse/Hydrophyllaceae
Syn.: *Mountain Balm,* Bärenkraut
Pflanzenteil: Kraut
Elementarkraft: LUFT
Schwerpunkt: KÖRPER

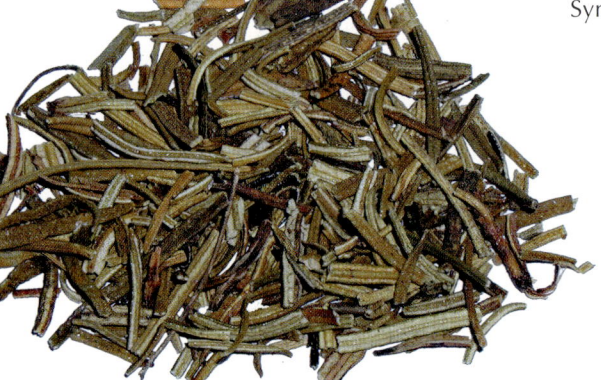

Herkunft

Dieses immergrüne, buschig wachsende Kraut von 60 bis 120 cm Höhe gedeiht hauptsächlich in Kalifornien, vorzugsweise in der Gesellschaft von Redwood und Joshua Tree, aber auch in den Bergregionen vom südlichen Utah bis Arizona und New Mexiko. Es hat glänzend behaarte lanzettförmige Blätter und weißlichblaue oder lilafarbene Blüten, die in Ständen von 6 bis 10 Stück austreiben.

Traditionelle Verwendung

Der dem Spanischen entlehnte Name *Yerba Santa* bedeutet „Heiliges Kraut" und die Bedeutung dieses *Heil*krauts ist immens. Die Indianer kannten seine heilende Wirkung als Räucherung bei Erkältungen, Rheuma, Asthma und Lungenentzündung. Die Blätter wurden zerstoßen auch auf schmerzende Stellen gelegt/gerieben, gegen den Durst gekaut oder in Dampfbädern angewendet. Ihrem Duft sagt man eine große heilende Kraft nach, weil er die falschen Vorstellungen eliminiert, die den körperlichen Krankheiten zugrunde liegen. Es heißt, versteckte Ängste und die Folgen seelischer Verletzungen kommen über den Körper zum Ausdruck und neues Vertrauen kann sich bilden, aus dem dann innere Stärke erwächst. Eine Schutzkraft gegen psychische Toxine.

Räucherhinweis

Der Duft ist kräuterig und etwas harzig. Yerba Santa wirkt sehr gut als Verbindungsglied in Räuchermischungen. In geringen Mengen und mit großem Respekt verwenden!

Duftbotschaft

Rein und geweiht entfaltet sich der Wunsch des Lebens nach sich selbst ganz tief in unserem Inneren und löst die krampfhaft eingenommene Abwehrhaltung.

„Liebe für sich selbst empfinden"

YSOP

Hyssopus officinalis
Lippenblütler / Lamiaceae
Syn.: Isop, Josefskraut,
Pflanzenteil: Kraut
Elementarkraft: LUFT
Schwerpunkt: GEIST

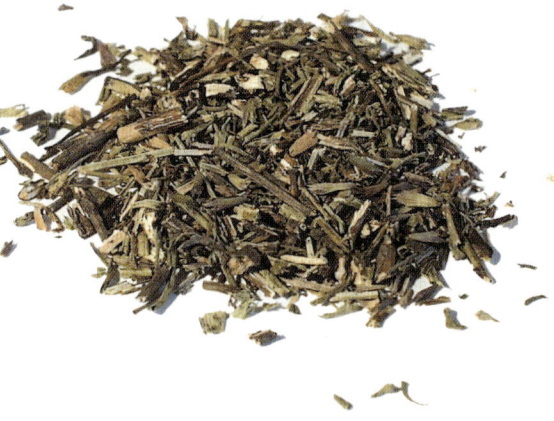

Herkunft

Die halbimmergrüne aromatische Ysopstaude stammt aus dem Mittelmeerraum bis Mittelasien und wird etwa 50 cm hoch. Die spät blühenden purpurblauen Blütenähren ziehen sehr stark Bienen und Schmetterlinge an.

Traditionelle Verwendung

Bereits im Alten Testament findet der Ysop als reinigende Pflanze mehrfach Erwähnung. Sein ätherisches Öl hat kampferartige Qualitäten und ist wirksam bei bronchialen Beschwerden, in manchen Ländern allerdings mit gesetzlichen Einschränkungen versehen. Übermäßiger Gebrauch kann lebensgefährlich sein. Seine wundheilenden, desinfizierenden Eigenschaften werden auch geschätzt. Die Räucherung soll lt. Dioskurides das Getöse in den Ohren aufheben. In Europa kennt man den Ysop als Symbol der Unschuld und er galt im Okkultismus als Pflanze des Sonnenlaufs.

Räucherhinweis

Die konzentrationsfördernde Kraft des Räucherdufts, der zwischen Minze und Salbei liegt, bringt Ordnung in den chaotischen Gedankenfluss und wirkt stärkend bei nervöser Erschöpfung. Vorsicht bei Schwangerschaft, Epilepsie und hohem Blutdruck!

Duftbotschaft

Ein klärender Hauch, der die Wärme des Wohlwollens in das erstarrte Herz trägt.

„Ruhe wächst mit der Ordnung"

ZEDERNHOLZ

Juniperus virginiana
Zypressengewächse/Cypressaceae
Syn.: Rote Zeder
Pflanzenteil: Kernholz
Elementarkraft: ERDE
Schwerpunkt: GEFÜHL

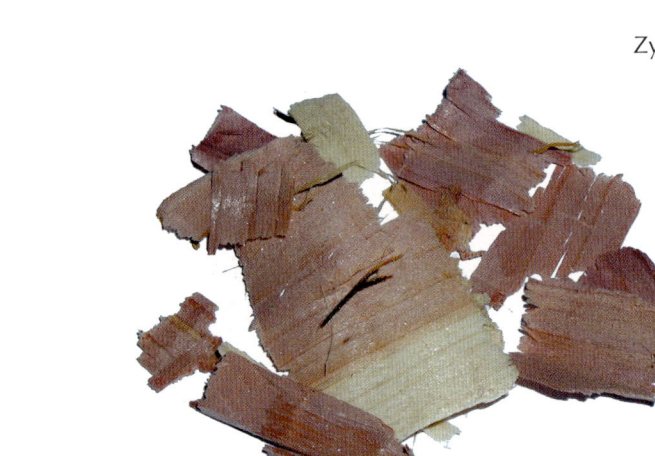

Herkunft

Aus Nordamerika stammt diese Zedernart, die tatsächlich den Wacholdern zuzuordnen ist und dem europäischen Sadebaum ähnelt. Diese immergrüne Konifere ist in Nordamerika östlich der Rocky Mountains heimisch und erreicht eine stattliche Höhe bis zu 35 m und einen Stammdurchmesser bis zu 1,5 m. Sie hat ein rötliches Kernholz, das einen kräftigen aromatischen Duft abgibt. Insgesamt bietet dieser Baum eine sehr würdevolle Erscheinung.

Traditionelle Verwendung

Ein altes indianisches Therapeutikum gegen Infektionen der Atemwege und seit Urzeiten auch ein beliebtes Räuchermittel. Es soll die vier Elemente miteinander verbinden, eine harmonisch sinnliche Stimmung schaffen und Glück bringen. Durch die Räucherung sollen Seelenstärke und Erdverbundenheit gefördert werden. Es ist auch ein bewährtes Anti-Insektenmittel.

Räucherhinweis

Das Kernholz der Roten Zeder verbreitet einen aromatisch-warmen umhüllenden Duft. Die psychisch-seelischen Aspekte sollten bei der Anwendung ganz im Vordergrund stehen. Eine schützende, ausgleichende Kraft bringt klärende Geistesruhe und aufbauende Entspannung. Man wird getragen.

Duftbotschaft

Eine Rückführung an den sicheren Punkt der Mitte, wo alles so richtig ist und so sein darf, wie es ist.

„Schutz und Stärke sind da"

ZEDERNSPITZEN

Thuja plicata
Stieleibengewächse/Podocarpaceae
Syn.: Flat Cedar, Cedar tips, Western Red Cedar
Pflanzenteil: Zweigspitzen
Elementarkraft: ERDE
Schwerpunkt: GEFÜHL

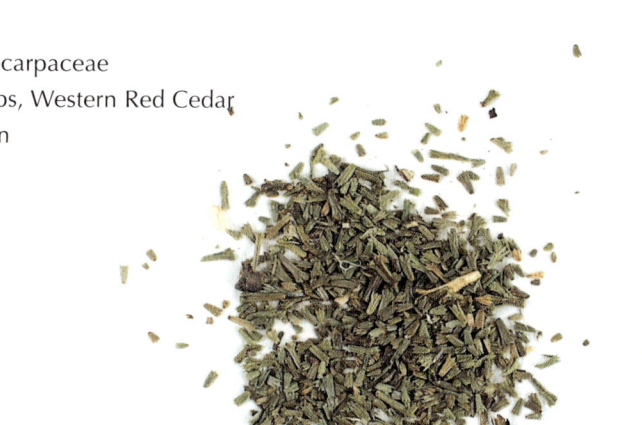

Herkunft

An der nordamerikanischen Westküste zwischen Kalifornien und Kanada ist diese mächtige Konifere besonders häufig anzutreffen und wird als Lieferant wertvoller Holzqualität für Schiffs- und Brückenbau geschätzt. Es ist de facto keine echte Zedernart, sondern ein Riesen-Lebensbaum, der bis zu 1000 Jahre alt wird und eine Höhe von 60 bis 80 m erreichen kann.

Traditionelle Verwendung

Die Indianerstämme der westlichen Küstenregion benutzten den Baumstamm, um ihre Totempfähle daraus zu schnitzen. Die aromatischen Zweigspitzen der ausladenden Krone sind ein traditioneller indianischer Räucherstoff. Nach Aussagen von Medizinleuten handelt es sich hierbei um das weibliche Gegenstück zum Weißen Salbei (White Sage). Die Spitzen werden in der Schale einer Süßwassermuschel (Abalone) abgebrannt und der stark aromatische Rauch soll die vier Elemente Erde, Wasser, Luft und Feuer miteinander verbinden.

Räucherhinweis

Der süß und dunkelwürzig duftende Rauch sensibilisiert für die Kräfte der Pflanzenwelt und eignet sich sehr gut als Opfergabe an die Pflanzengeister. Er ist der Weihrauchzeder ähnlich und harmonisiert als Symbol der Verbindung zwischen Himmel und Erde auch Körper und Geist bei der rituellen Arbeit.

Duftbotschaft

Die Weisheit aus uraltem Sein wird hier geschöpft und führt mit sanfter Beständigkeit in die eigene innere Kraft.

„Aus starker Verbindung wächst Harmonie"

ZIMTRINDE

Cinnamomum cassia
Cinnamomum aromaticum nees
Lorbeergewächse/Lauraceae
Syn.: Chinesischer Zimt
Pflanzenteil: Rinde
Elementarkraft: FEUER
Schwerpunkt: KÖRPER

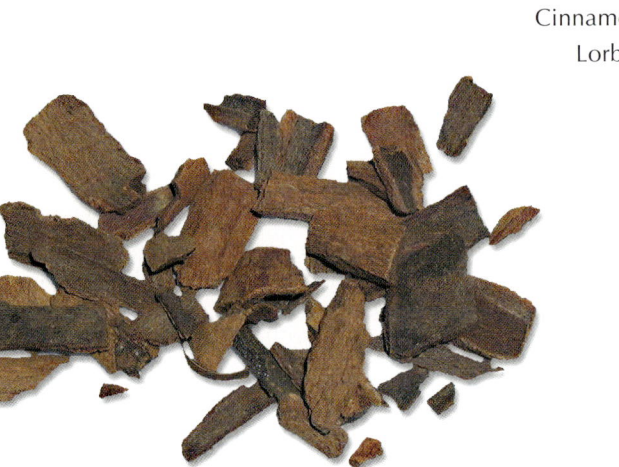

Herkunft

In den subtropischen Zonen Südchinas ist dieser schlanke immergrüne Baum heimisch, wo er gestutzt als Strauch für die kommerzielle Nutzung kultiviert wird und zu den ältesten Nutzpflanzen gehört. Auch in Vietnam, Burma, Laos, Japan und Indien ist er zu finden. Er erreicht eine Höhe von kaum mehr als 3 m. Seine Rinde, Zweige, Knospen und Blätter werden wegen ihrer aromatischen Qualität (Zimtaldehyd) verarbeitet.

Traditionelle Verwendung

Die traditionelle chinesische Medizin verwendet Zimt als erwärmendes Mittel (yang) für das Körperinnere und schätzt seine heilende Wirkung bei Erkältungen, Durchfall, Rheuma, Hexenschuss und Impotenz. Er soll stärkend auf die Lebenskraft (Chi) wirken. Die Räucherung soll das Herz öffnen, Entspannung und Ruhe vermitteln. In kleinen Mengen wirkt er anregend auf das zentrale Nervensystem. Bereits vor 4000 Jahren gelangte Cassiarinde als religiöser Räucherstoff nach Ägypten und Griechenland. Im Okkultismus gilt eine Räucherung als aphrodisierend.

Räucherhinweis

Als wichtiger Bestandteil vieler Räuchermischungen kann Zimtrinde immer dann hinzugefügt werden, wenn eine warme, gemütliche und offene Herzensatmosphäre geschaffen werden soll. Sie taucht den Raum sofort in eine anheimelnde und dennoch anregend exotische Stimmung. Gut mit Kardamom und Lorbeer zu mischen (ayurvedisch).

Duftbotschaft

Vertraute Impulse lösen Träume aus und lassen den freien Flug der Phantasie entstehen.

„Nahrung für das innere Feuer"

Register
nach botanischen Namen

Botanischer Name	Stoffbezeichnung	Botanischer Name	Stoffbezeichnung
Acacia senegal Willd.	Gummi arabicum	Coriandrum sativum	Koriander
Acorus calamus	Kalmuswurzel	Cymbopogon citratus	Lemongrass
Alpinia galanga	Galgant	Cyperus scariosus	Nagarmotha
Angelica archangelica	Angelikawurzel	Daemenorops draco	Drachenblut
Aquillaria agallocha	Adlerholz, Aloeholz,	Dipteryx odorata	Tonkabohne
	Agarholz	Elettaria cardamomum	Kardamom
Artemisia absinthium	Wermut, Absinth	Eriodictyon californicum	Yerba Santa,
Artemisia tibet.	Ganden Khänpa		Bärenkraut
Artemisia tridentata	Präriebeifuß,	Eucalyptus dives	Eukalyptus
	Wüstenbeifuß,	Eugenia caryophyllata	Gewürznelke
	Grey Sage	Evernia prunastri	Eichenmoos
Artemisia vulgaris	Beifuß, Edelraute,	Ferula asa-foetida	Asant, Teufelsdreck
	Wilder Wermut	Ferula galbaniflua	Galbanum, Mutterharz
Boswellia carteri	Weihrauch,	Foeniculum vulgare	Fenchelsaat
	Olibanum	Fumaria officinalis	Erdrauch
Bursera delpechiana	Linaloeholz	Guaiacum officinale	Guajakholz
Bursera graveolens	Palo Santo	Helichrysum arenarium	Immortelle,
Bursera jorrulense	Mirra Chips,		Katzenpfötchen
	Copalrinde	Hemidesmus indicus	Anantmul,
Bursera microphylla	Schwarzer Copal,		Indisch. Sarsaparilla
	Copal negro	Hibiscus abelmoschus	Moschuskörner
Bursera spp.	Goldcopal, Copal oro	Hierochloe odorata	Sweetgrass
Calea zacatechini	Traumkraut,	Humulus lupulus	Lupulin, Hopfenpollen
	Leaf of God	Hyssopus officinalis	Ysop, Isop
Canarium luzonicum	Elemi	Illicum verum	Sternanis
Canarium strictum	Dammar	Inula helenium	Alant
Cinnamomum camphora	Kampfer	Ipomoea tryanthina lind	Jalapin
Cinnamomum cassia	Zimtrinde	Juniperus communis	Wacholderbeeren
Cinnamomum cassia	Cassiablüten	Juniperus macropoda	Himalaya-Wacholder
Cinnamomum		Juniperus scopulorum	Wacholderspitzen
cecidodaphne	Sugandha Kokila	Juniperus virginiana	Zedernholz
Cinnamomum tamala	Tejpat	Kaempferia galanga	Gewürzlilie
Cistus ladaniferus	Labdanum	Laurus nobilis	Lorbeerblätter
Commiphora abyssinica	Myrrhe	Lavandula angustifolia	Lavendel
Commiphora erythraea	Opoponax,	Ledum palustre	Sumpfporst
	Süße Myrrhe	Mentha piperita	Pfefferminze
Commiphora mukul	Guggul,	Myristica fragrans	Muskatnuss
	Indisches Bdellium	Myroxylon balsamum	Tolubalsam

Myrtus communis	Myrtenblätter	Santalum album	Weißes Sandelholz
Nardostachys jatamansi	Narde	Saussurea lappa	Kostuswurzel
Ocimum sanctum L.	Tulsi,	Shorea robusta	Raal-Weihrauch,
	Indisch. Basilikum		Sal-Baum
Peganum harmala	Steppenraute	Styrax benzoin	Loban, Blockbenzoe
Peumus boldus Mol.	Boldo	Styrax calamitus	Styrax
Picea abies	Fichtenharz,	Styrax tonkinensis	Benzoe siam
	Burgunderharz	Succinum	Bernstein
Pinus pinaster	Piñon-Pine, Nut Pine	Tetraclinis articulata	Sandarak
Pinus sylvestris	Kiefernharz,	Theobroma cacao L.	Kakaoschale, Cacao
	Colophonium	Thuja occidentalis	Lebensbaum
Pistacia lenticus	Mastix	Thuja plicata	Zedernspitzen
Pogostemon patchouli	Patchouli	Tilia occidentalis	Tiliablüte,
Protium copal	Copal		Lindenfrüchte
Pterocarpus santalinus	Rotes Sandelholz	Turnera diffusa Willd.	Damiana
Rhododendron		Valeriana	
anthopogon	Himalaya-	officinalis/edulis	Baldrian, Katzenkraut
	Rhododendron	Verbena officinalis	Eisenkraut
Rosa damascena	Rosenblüten	Vetiveria zizanoides	Vetiver
Rosmarinus officinalis	Rosmarin	Viscum album	Mistelkraut
Salvia apiana	Weißer Salbei	Zantoxylum alatum	Gelbholzsaat
Salvia divinorum	Wahrsagesalbei	Zingiber officinale	Ingwer
Salvia officinalis	Salbei		

Register
der Duftbotschaften

Jeder Pflanze ist eine Duftbotschaft zu Eigen. Diese Botschaft enthält eine grundlegende Aussage darüber, wie sie für das Leben genutzt werden kann. Es ist eine Affirmation, die mit dem Duft verbunden ist. Jeder, der mit dem Duft Kontakt aufnimmt, kann diese Affirmation ohne große Schwierigkeiten aktivieren, sie spüren und in das eigene Leben tragen.

Ich habe die Pflanzen und ihre Botschaften in diesem Register nach den Elementarkräften geordnet, die bei der Anwendung eine unterstützende Wirkung haben. Der Schwerpunkt kennzeichnet das Wahrnehmungszentrum, zu dem dieser Duft einen besonderen Zugang hat.

Feuer/Schwerpunkt	Duftbotschaft
Bernstein/Geist	„Erneuerung am Ort des Ursprungs"
Elemi/Geist	„Aufbruch zu neuen Ufern"
Gelbholzsaat/Geist	„Heiterkeit und Durchsetzungsvermögen"
Himalaya-Wacholder/Geist	„Innere Verbindung mit dem Ganzen"
Lemongrass/Geist	„Das Neue ist willkommen"
Myrtenblätter/Geist	„Transparenz und freie Sicht"
Rosmarin/Geist	„Zur Tat schreiten"
Wacholderbeeren/Geist	„Ruhe und Zuversicht"
Wacholderspitzen/Geist	„Präsenz, die Zuversicht schenkt"
Cassiablüten/Gefühl	„Aus der Enge heraustreten"
Damiana/Gefühl	„Dem Ruf der Sinnlichkeit folgen"
Gewürzlilie/Gefühl	„Den Moment der Leichtigkeit nutzen"
Immortelle/Gefühl	„Sich einlassen auf das, was ist"
Kardamom/Gefühl	„Zuversicht und Lebensfreude"
Opoponax/Gefühl	„Ganz im Hier und Jetzt"
Palo Santo/Gefühl	„Das Herz darf leichter werden"
Rotes Sandelholz/Gefühl	„In Liebe dienen"
Drachenblut/Körper	„Stärke und Mut"
Erdrauch/Körper	„Wirklichkeit oder Illusion"
Eukalyptus/Körper	„Aus den Nebelschwaden in die Klarheit treten"
Galgant/Körper	„Das Ziel anvisieren und sich einlassen"
Gewürznelke/Körper	„Mit Schwung in das Neue"
Himalaya-Rhododendron/Körper	„Sich stark und fähig fühlen"
Ingwer/Körper	„Leben ist Bewegung"

Kampfer/Körper	„Hervortreten und stark sein"
Muskatnuss/Körper	„Alles ist möglich"
Sandarak/Körper	„Klarheit des reinen Herzens"
Sugandha Kokila/Körper	„Handlungswille und Durchsetzungskraft"
Sumpfporst/Körper	„Kraftvolle Präsenz und Handlungsfähigkeit"
Tejpat/Körper	„Aufbruch zu neuen Taten"
Weihrauch/Körper	„Die Wahrheit hereinlassen"
Zimtrinde/Körper	„Nahrung für das innere Feuer"

Erde/Schwerpunkt	**Duftbotschaft**
Anantmul/Gefühl	„Gut aufgehoben und getragen"
Angelikawurzel/Gefühl	„Den eigenen Weg gehen"
Asant/Geist	„Im Zentrum des Zyklons"
Schwarzer Copal/Gefühl	„Es gibt keine ewige Nacht"
Galbanum/Gefühl	„Ruhe und Erdung stellen sich ein"
Guajakholz/Gefühl	„Hier sind Feinsinn und Kraft vereint"
Kostuswurzel/Gefühl	„Licht in das Dunkel"
Myrrhe/Gefühl	„Fruchtbarkeit und Reinheit"
Narde/Gefühl	„Die Mitte finden"
Weißes Sandelholz/Gefühl	„Der tragende Boden"
Zedernholz/Gefühl	„Schutz und Stärke sind da"
Zedernspitzen/Gefühl	„Aus starker Verbindung wächst Harmonie"
Adlerholz/Körper	„Vollendung und Heimkehr"
Eichenmoos/Körper	„Alles ist eins"
Lebensbaum/Körper	„Konzentration auf die Wirklichkeit"
Nagarmotha/Körper	„Kraft aus der Mitte"
Patchouli/Körper	„Urvertrauen und starke Präsenz"
Präriebeifuß/Körper	„Erhalt des Lebens"
Vetiver/Körper	„Sich annehmen und lieben"

Wasser/Schwerpunkt	**Duftbotschaft**
Alant/Geist	„Licht aus der Wurzel"
Lavendel/Geist	„Licht in die Gefühle"
Lupulin/Geist	„Die Grenzen überschreiten"
Raal-Weihrauch/Geist	„Den Einklang finden"
Benzoe siam/Gefühl	„Balsam für die wunde Seele"
Fenchelsaat/Gefühl	„Trost und Entspannung"
Guggul/Gefühl	„In die Tiefe spüren"
Jalapin/Gefühl	„Befreiung von dramatischen Eskapaden"
Kakaoschale/Gefühl	„Sich aufgerichtet und getröstet fühlen"
Kalmuswurzel/Gefühl	„Sich feinsinnige Wahrnehmung erlauben"
Koriander/Gefühl	„Gleichgewicht und Ruhe schaffen"

Labdanum/Gefühl	„Das Wunder der Sinne entdecken"
Linaloeholz/Gefühl	„Sich selbst ein Freund sein"
Loban/Gefühl	„Sich fallen lassen und hingeben"
Moschuskörner/Gefühl	„Spüren, wer du bist"
Rosenblüten/Gefühl	„Verstehen und verzeihen"
Sternanis/Gefühl	„Sich fallen lassen und vertrauen"
Styrax/Gefühl	„Den besonderen Moment nutzen"
Sweetgrass/Gefühl	„In die Harmonie gehen"
Tiliablüte/Gefühl	„Vertrauensvolle Hingabe an das Wohlwollende"
Tolubalsam/Gefühl	„Trost und Heilung"
Tonkabohne/Gefühl	„Genießen und entspannen"
Baldrian/Körper	„Sich fallen lassen und hingeben"
Weißer Salbei/Körper	„Auf das Wesentliche schauen"

Luft/Schwerpunkt	Duftbotschaft
Boldo/Geist	„Heilsame Gedankenstille"
Copal/Geist	„Öffnung zum Licht"
Dammar/Geist	„Helligkeit durchströmt dich"
Eisenkraut/Geist	„Heilende Visionen aus dem Jenseits"
Ganden Khänpa/Geist	„Sich einlassen und den Schritt wagen"
Kiefernharz/Geist	„Im Spiel bleiben"
Lorbeerblätter/Geist	„Der Blick geht positiv voraus"
Mastix/Geist	„Den Kontakt mit dir selbst spüren"
Mirra Chips/Geist	„Achtsamkeit und Präsenz"
Traumkraut/Geist	„Erlösung kommt von innen"
Tulsi/Geist	„Liebevolle Aufgeschlossenheit"
Wahrsagesalbei/Geist	„Freiheit erfüllt den Geist"
Ysop/Geist	„Ruhe wächst mit der Ordnung"
Goldcopal/Gefühl	„Glaube ist Vertrauen in das Leben"
Gummi arabicum/Gefühl	„Formbildung durch Transparenz"
Piñon-Pine/Gefühl	„Neue Kraft, um durchzuhalten"
Steppenraute/Gefühl	„Der Sucher wird zum Licht geführt"
Wermut/Gefühl	„Über die Sinne w a h r nehmen"
Beifuß/Körper	„Konzentration auf das Eigentliche"
Fichtenharz/Körper	„Das Licht weitergeben"
Mistelkraut/Körper	„In den Fluss kommen"
Pfefferminze/Körper	„Anstoß zum Handeln"
Salbei/Körper	„Gesundheit, Kraft und langes Leben"
Yerba Santa/Körper	„Liebe für sich selbst empfinden"

Stichwortzuordnung der Aromapflanzen

Die Traditionen weisen auf unterschiedliche Anwendungsbereiche hin, wo die Pflanzen sich erfahrungsgemäß als wirksam gezeigt haben. Diese sind nachstehend zusammengefasst. Betrachten Sie es als Anregung und Orientierungshilfe im Umgang mit den Stoffen. Es sind keine Aussagen im Sinne des offiziellen Heilwesens, sondern dies soll als Information verstanden werden, die ein ganzheitliches Bild zum Wesen der Pflanze vermittelt. Es soll aus dieser Perspektive auch ausdrücklich keine andere Anwendungsform als das Räuchern empfohlen werden.

Schauen Sie ganz einfach, welcher Begriff in Bezug zu Ihrem Anliegen steht und suchen Sie sich den Stoff aus, der sich in der Beschreibung als interessant für Sie erweist. Letztlich zählt nur Ihre persönliche Erfahrung, wenn Sie mit dem ausgewählten Stoff räuchern.

Abendräucherung: Adlerholz, Guggul, Sandarak, Weißes Sandelholz, Tiliablüte, Tolubalsam, Traumkraut

Abwehrstärkend: Schwarzer Copal, Eukalyptus, Lavendel, Linaloeholz, Lorbeer, Myrte, Wacholderspitzen

Anregung/Aktivierung: Elemi, Eukalyptus, Galgant, Gelbholzsaat, Gewürzlilie, Himalaya-Rhododendron, Ingwer, Kakaoschale, Kampfer, Kiefer, Lemongrass, Lorbeer, Pfefferminze, Sugandha Kokila, Tejpat

Antidepressiv: Adlerholz, Alant, Gewürzlilie, Kakaoschale, Kampfer, Kardamom, Lemongrass, Linaloeholz, Mastix, Nagarmotha, Opoponax

Antifungal: Adlerholz, Linaloeholz, Sugandha Kokila

Aphrodisiakum: Baldrian, Benzoe siam, Damiana, Guajak, Guggul, Jalapin, Kakaoschale, Kalmuswurzel, Koriander, Kostuswurzel, Labdanum, Moschuskörner, Muskat, Nagarmotha, Nelke, Patchouli, Raal-Weihrauch, Rose, Rotes Sandelholz, Weißes Sandelholz, Steppenraute, Sternanis, Styrax, Tiliablüte, Tolubalsam, Vetiver, Wermut, Zimtrinde

Appetitanregend: Anantmul, Kakaoschale, Piñon-Pine, Sternanis, Tonkabohne

Atemwege/Erkältung: Alant, Angelika, Benzoe siam, Damiana, Eichenmoos, Elemi, Galbanum, Galgant, Ganden Khämpa, Gewürzlilie, Guajak, Immortelle, Kalmus, Kiefernharz, Koriander, Kostuswurzel, Myrte, Pfefferminze, Piñon-Pine, Präriebeifuß, Rosmarin, Salbei, Weißer Salbei, Sandarak, Weißes Sandelholz, Sternanis, Styrax, Sumpfporst, Sweetgrass, Tejpat, Tiliablüte, Tolubalsam, Tulsi, Wacholderbeeren, Weihrauch, Yerba Santa, Ysop, Zedernholz, Zimtrinde

Beruhigung/Entkrampfung: Adlerholz, Alant, Asant, Baldrian, Fenchel, Guggul, Lavendel, Linaloeholz, Mistelkraut, Moschuskörner, Sandarak, Steppenraute, Sternanis, Styrax, Tiliablüte, Vetiver

Besänftigung: Koriander, Lavendel, Linaloeholz, Piñon-Pine, Weißer Salbei, Sternanis, Styrax, Sweetgrass, Tiliablüte

Bindemittel/Fixativ: Gummi arabicum, Raal-Weihrauch, Rotes Sandelholz, Weißes Sandelholz

Dämonenabwehr: Alant, Asant, Beifuß, Copal, Goldcopal, Drachenblut, Eisenkraut, Fenchel, Himalaya-Rhododendron, Himalaya-Wacholder, Kiefernharz, Mistelkraut, Palo Santo, Präriebeifuß, Rosmarin, Salbei, Tulsi, Wacholderbeeren, Weihrauch

Desinfektion: Guggul, Himalaya-Wacholder, Kiefernharz, Myrrhe, Myrte, Opoponax, Pfefferminze, Weißes Sandelholz, Ysop

Diabetes: Tejpat

Ekstase: Copal, Himalaya-Wacholder, Mirra Chips, Steppenraute, Sumpfporst

Entgiftung: Tulsi, Vetiver

Entspannung: Baldrian, Beifuß, Bernstein, Cassiablüten, Fenchel, Koriander, Linaloeholz, Loban, Lupulin, Palo Santo, Pfefferminze, Rose, Sandarak, Weißes Sandelholz, Styrax, Tiliablüte, Tolubalsam, Tonkabohne, Traumkraut, Zedernholz, Zimtrinde

Epilepsie: Baldrian, Bernstein, Eisenkraut, Galbanum, Mistelkraut

Erdung: Schwarzer Copal, Galbanum, Weißes Sandelholz, Vetiver, Zedernholz

Euphorisierend: Damiana, Fichtenharz, Kakaoschale, Tonkabohne, Zimtrinde

Exorzismus: Asant, Erdrauch, Himalaya-Wacholder

Festlich: Alant, Sweetgrass, Sternanis, Tolubalsam, Tonkabohne, Zimtrinde

Fieber: Anantmul, Eukalyptus, Gelbholzsaat, Kardamom, Lemongrass, Lorbeer, Nagarmotha, Pfefferminze, Piñon-Pine, Präriebeifuß, Tejpat, Tonkabohne

Fruchtbarkeit: Angelika, Myrrhe

Geburtsunterstützung: Mistelkraut, Raal-Weihrauch, Steppenraute

Gedanken-/Gefühlsklärung: Adlerholz, Alant, Galbanum, Himalaya-Rhododendron, Kalmuswurzel, Mirra Chips, Myrrhe, Piñon-Pine, Raal-Weihrauch, Weißer Salbei, Sandarak, Steppenraute, Traumkraut, Tulsi, Wacholderspitzen, Ysop, Zedernspitzen

Geisteskrankheit: Adlerholz, Asant, Boldoblätter

Geistesstärkung: Angelika, Copal, Dammar, Elemi, Kalmus, Lorbeerblätter, Nagarmotha, Rosmarin, Salbei

Geschlechtskrankheit: Boldoblätter, Guajakholz

Halluzinogen: Wahrsagesalbei, Steppenraute, Sumpfporst, Traumkraut, Wermut

Harmonie: Kakaoschale, Linaloeholz, Loban, Myrte, Opoponax, Palo Santo, Patchouli, Piñon-Pine, Sweetgrass, Zedernholz, Zedernspitzen

Hellsichtigkeit/Vision: Copal, Goldcopal, Dammar, Eisenkraut, Himalaya-Wacholder, Lorbeer, Mastix, Mirra Chips, Wahrsagesalbei, Steppenraute, Styrax, Traumkraut, Wacholderspitzen

Herzöffnung: Bernstein, Cassiablüten, Copal, Goldcopal, Galgant, Immortelle, Kiefer, Labdanum, Mastix, Piñon-Pine, Rose, Rotes Sandelholz, Sweetgrass, Tiliablüte, Tonkabohne, Zimtrinde

Hexentradition: Alant, Eisenkraut, Erdrauch, Jalapin, Mirra Chips, Mistelkraut, Styrax, Sumpfporst, Wacholderbeeren, Wermut

Insektenabwehr: Cassiablüten, Gewürznelke, Guggul, Himalaya-Wacholder, Kampfer, Kostuswurzel, Lavendel, Lebensbaum, Patchouli, Präriebeifuß, Sternanis, Sugandha Kokila, Sumpfporst, Tonkabohne, Vetiver, Zedernholz

Inspiration: Goldcopal, Piñon-Pine, Traumkraut, Weihrauch

Konzentration: Kampfer, Lebensbaum, Mastix, Ysop

Kreislaufanregung: Himalaya-Rhododendron, Kampfer, Sumpfporst, Ysop

Malaria: Tulsi

Meditation: Adlerholz, Schwarzer Copal, Weißer Salbei, Weißes Sandelholz, Tolubalsam, Vetiver, Weihrauch

Menstruation: Baldrian, Labdanum, Lupulin, Narde, Zimt

Migräne: Eisenkraut, Immortelle, Mistelkraut, Narde

Morgenräucherung: Goldcopal, Elemi, Gelbholzsaat, Himalaya-Rhododendron, Kampfer, Lemongrass, Pfefferminze

Narkotisch: Jalapin, Kostuswurzel, Sternanis, Sumpfporst, Tonkabohne, Wermut

Nervenstärkung: Boldoblätter, Eukalyptus, Galbanum, Gelbholzsaat, Gewürzlilie, Guggul, Immortelle, Kalmuswurzel, Kampfer, Kardamom, Koriander, Kostuswurzel, Lemongrass, Linaloeholz, Muskat, Nagarmotha, Narde, Pfefferminze, Vetiver, Weihrauch, Ysop, Zimtrinde

Parasiten: Wacholderbeeren

Polarisierung: Erdrauch, Himalaya-Rhododendron, Kampfer, Sugandha Kokila, Sumpfporst

Potenzmittel: Asant, Beifuß, Eisenkraut, Zimtrinde

Psychoaktiv: Adlerholz, Beifuß, Copal, Damiana, Gewürznelke, Jalapin, Kampfer, Koriander, Lorbeer, Präriebeifuß, Rosmarin, Salbei, Wahrsagesalbei, Weißer Salbei, Sumpfporst, Traumkraut, Wacholder, Wermut, Zeder, Zimtrinde

Raumklärung: Boldoblätter, Copal, Goldcopal, Dammar, Eisenkraut, Elemi, Eukalyptus, Himalaya-Rhododendron, Himalaya-Wacholder, Kampfer, Lavendel, Mirra Chips, Palo Santo, Pfefferminze, Piñon-Pine, Raal-Weihrauch, Weißer Salbei, Sandarak, Wacholderspitzen, Weihrauch, Ysop

Rheuma: Angelika, Beifuß, Boldoblätter, Fichtenharz, Galgant, Guggul, Immortelle, Ingwer, Muskat, Sternanis, Sumpfporst, Tiliablüte, Tolubalsam, Weihrauch, Wacholderbeeren, Yerba Santa, Zimtrinde

Schlaffördernd: Baldrian, Bernstein, Boldoblätter, Lavendel, Lupulin, Narde, Sumpfporst, Tiliablüte, Traumkraut

Schmerzlinderung: Boldoblätter, Copal, Eisenkraut, Eukalyptus, Galbanum, Ganden Khämpa, Gelbholzsaat, Gewürznelke, Ingwer, Kalmuswurzel, Koriander, Lemongrass, Mirra Chips, Myrrhe, Myrte, Pfefferminze, Präriebeifuß, Rosmarin, Sweetgrass, Tiliablüte, Tolubalsam, Tulsi

Schnupfen: Sandarak

Schutz: Alant, Anantmul, Angelika, Beifuß, Bernstein, Copal, Schwarzer Copal, Dammar, Eisenkraut, Fichtenharz, Ganden Khämpa, Jalapin, Linaloeholz, Mirra Chips, Muskat, Myrrhe, Opoponax, Tulsi, Wacholderbeeren, Yerba Santa, Zedernholz, Zedernspitzen

Sehkraft: Baldrian, Erdrauch, Fenchel, Myrte, Wacholderbeeren

Stärkung: Anantmul, Angelika, Beifuß, Drachenblut, Fenchel, Fichtenharz, Gewürznelke, Himalaya-Rhododendron, Kiefernharz, Lebensbaum, Mastix, Pfefferminze, Piñon-Pine, Präriebeifuß, Vetiver, Zedernholz, Zedernspitzen

Sterbebegleitung: Adlerholz, Beifuß, Schwarzer Copal, Eichenmoos, Fichtenharz, Ganden Khämpa, Weißes Sandelholz, Tiliablüte

Trance/Heilritual: Goldcopal, Jalapin, Mirra Chips, Wahrsagesalbei, Weißer Salbei, Steppenraute, Sumpfporst, Traumkraut

Transformation: Adlerholz, Beifuß, Bernstein, Schwarzer Copal, Eichenmoos, Ganden Khämpa, Mistelkraut

Übelkeit: Pfefferminze, Weißes Sandelholz

Umstimmung: Dammar, Eisenkraut, Gelbholzsaat, Koriander, Salbei

Verdauung: Anantmul, Asant, Angelika, Boldoblätter, Fenchelsaat, Galbanum, Galgant, Guggul, Ingwer, Kalmuswurzel, Kardamom, Kostuswurzel, Lorbeerblätter, Muskat, Nagarmotha, Pfefferminze, Raal-Weihrauch, Rosmarin, Sandarak, Sternanis, Styrax, Tejpat, Tulsi, Wermut, Zimtrinde

Vertrauensbildung: Anantmul, Baldrian, Bernstein, Goldcopal, Schwarzer Copal, Eisenkraut, Fenchel, Galgant, Himalaya-Rhododendron, Patchouli, Raal-Weihrauch, Rose, Weißes Sandelholz, Sternanis, Sweetgrass, Tiliablüte, Traumkraut, Yerba Santa, Zedernspitzen

Willensstärkung: Himalaya-Rhododendron, Ingwer, Muskat, Pfefferminze, Präriebeifuß, Rosmarin, Sugandha Kokila, Sumpfporst, Wacholderbeeren

Zauberpflanzen: Alant, Beifuß, Schwarzer Copal, Drachenblut, Eisenkraut, Erdrauch, Jalapin, Mistelkraut, Muskatnuss, Wahrsagesalbei, Steppenraute, Traumkraut, Wermut

Weitere Titel aus dem Windpferd Verlag

Thomas Kinkele
Die Pflanzenhelfer
Geheimnisvolle Inspiration aus dem Pflanzenreich

Pflanzenhelfer, das sind Aroma- und Räucherpflanzen, die ihr Gesicht zeigen. Sie sind die Spiegel unserer Gefühls- und Wunschwelten und tragen dazu bei, uns selbst zu erkennen. Dieses bezaubernde Set öffnet ganz neue Tore in die sonst verborgenen Sphären einer subtilen Welt: das Reich der Aromaessenzen und des duftenden Rauchs.
Die älteste Heilkunst der Welt ist die Therapie mit Pflanzenstoffen. Sobald das Wesen einer Pflanze erspürt war, ließen sich deren innere Kräfte augenblicklich anwenden. Heute ist der Duftschamane Thomas Kinkele anerkannter Meister im Erkennen der Pflanzencharaktere. Zusammen mit der Künstlerin Petra Arndt hat er den Aroma- und Räucherpflanzen Gesichter verliehen, in welche wir schauen und unser Innerstes gespiegelt sehen.
In der Begegnung mit der Pflanzenwelt verlassen wir uns auf die innere Stimme, unsere Intuition. Sie führt uns zu unseren Lebensthemen und Aufgaben, bei deren Lösung uns geheimnisvolle Pflanzenhelfer die Hand reichen.

Karten-Set: Buch 280 Seiten + 72 Karten, ISBN 3-89385-481-9

Thomas Kinkele
Aromatherapie der Seele
Neun Tore zur inneren Entwicklung. Mit Räucherstoffen und Aromaölen

Die Aromatherapie der Seele ist die höhere „Oktave" der traditionellen Aromatherapie. Es geht um die Einbeziehung einer schamanischen und psychologischen Dimension. Diese Therapie basiert auf der heiligen Idee der neun Dufttore, welche die Aufgaben unserer Seele repräsentieren. Das sinnliche Einriechen auf diese Dufttore ist zugleich die Initiation in die spirituellen Sphären der Pflanzen. Dieses Kompendium für den rituellen und therapeutischen Gebrauch von Aromastoffen stellt den Duft in das Zentrum der heilenden Begegnung zwischen Mensch und Natur. Aromatherapeuten, Schamanen, Psychologen und anderen Heilern eröffnet dieses Buch eine direkte Transformation der archaischen Duftwelten in tiefes Erleben. Dazu gehören viele praktische Anwendungsmöglichkeiten.

160 Seiten, ISBN 3-89385-455-X

Thomas Kinkele
Spirituelles Räuchern
Das Enneagramm der Düfte: der Weg zur inneren Mitte. Sinnhafte Erlebnisse, Rituale, Planeten, Signaturen, Alchimie, Archetypen, Räucherstoffe, Techniken, Utensilien, Ennearom und vieles mehr.

Spirituelles Räuchern, ein praktisches Handbuch über alles, was man zum Räuchern wissen muss – und zugleich eine Fundgrube, die in puncto Symbolik und Kosmologie alle Register zieht.
Welcher Duft passt zu mir? Welche Pflanze soll ich räuchern. Was bedeutet es, wenn ich einen Duft mag oder ablehne?
Aus einer Verschmelzung von Enneagramm und aromatologischer Entsprechung wurde ein äußerst wirkungsvolles Räuchersystem entwickelt, das den Vorgang der Verfeinstofflichung von Pflanzenmaterial zu einem alle Sinne erfassenden Erlebnis werden lässt.

272 Seiten, ISBN 3-89385-350-2